実習のポイント 第1章

観察・アセスメント・ケア 第2章

実習で出合う疾患 第3章

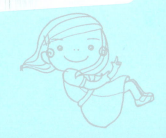

プチナース

成人・老年
看護実習
クイックノート

監修 池西靜江
著 森田真帆、伊藤美栄

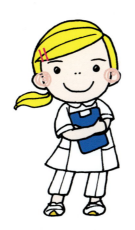

照林社

監修 池西靜江 Office Kyo-Shien 代表／鹿児島医療技術専門学校 顧問

著 【成人】森田真帆 （専）京都中央看護保健大学校看護学科 専任教員
【老年】伊藤美栄 日高看護専門学校 副主任教員

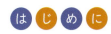

　臨地実習はみなさんにとっては「学習の場」です。しかし、患者さんにとっては「生命をかけた生活の場」です。病気のために、つらい、不安な日々を送っている患者さんがいます。そこで実習をさせていただくのですから、みなさんにもしっかりとした準備が必要です。

　「既習の知識や技術を活用して、今、自分ができる精一杯を尽くして看護する」のが臨地実習ですので、最も大切な準備は「既習の知識・技術」を引き出せるようにしておくことです。準備を周到にして、患者さんに満足していただける看護ができたとき、その「よろこび」は、これから看護職として仕事を続けていくときのエネルギーになるはずです。

　本書は、その手助けをするものです。それぞれの臨地実習でよく活用する知識を、臨地実習で指導している教員たちが、わかりやすくまとめました。本書を臨地実習に携帯しておけば、安心です。きっとみなさんの助けになります。

　既習の知識をもって、臨地実習に臨む、そこから患者さんの看護がみえてきます。

2018年4月

池西靜江

CONTENTS

第1章 ここがポイント！成人・老年看護学実習 ……… 1

【成人】
特徴とねらい ……… 2
実習場所の特徴 ……… 3
実習記録のポイント ……… 4

【老年】
特徴とねらい ……… 8
実習場所の特徴 ……… 9
実習記録のポイント ……… 10

第2章 観察・アセスメント・ケアのポイント ……… 13

成人期の特徴 ……… 14
老年期の特徴 ……… 16
栄養・食事 ……… 19
非経口栄養法（経管栄養、胃瘻） ……… 22

高齢者ではここに注意! 低栄養	25
高齢者ではここに注意! 嚥下障害（誤嚥）	26
高齢者ではここに注意! 食欲不振	28
高齢者ではここに注意! 脱水	29

排泄 31

膀胱留置カテーテルの管理 33

排泄ケア（おむつの使用） 35

| 高齢者ではここに注意! 便秘 | 36 |
| 高齢者ではここに注意! 尿失禁 | 37 |

皮膚 38

| 高齢者ではここに注意! 褥瘡 | 39 |

運動 42

| 高齢者ではここに注意! 転倒・転落 | 45 |

日常生活活動作 48

睡眠 52

| 高齢者ではここに注意! 睡眠障害 | 53 |

急性期（術後）の看護 54

慢性期の看護 58

終末期の看護 60

第3章 実習でよく出合う疾患のポイント … 63

肺炎 … 64

慢性閉塞性肺疾患（COPD） … 66

呼吸機能検査 … 69

肺がん … 70

胸腔ドレーンの管理 … 73

虚血性心疾患 … 74

狭心症／急性心筋梗塞 … 75

心不全 … 78

循環器系で行う検査 … 81

心臓カテーテル検査 … 84

胃がん … 86

肝硬変 … 88

胆石症 … 91

直腸がん … 93

内視鏡検査・処置の看護 … 96

ストーマ造設 … 98

糖尿病 … 100

- ●本書で紹介している治療・ケア方法などは、実践により得られた方法を普遍化すべく努力しておりますが、万が一本書の記載内容によって不測の事故等が起こった場合、著者、出版社はその責を負いかねますことをご了承ください。
- ●本書に記載している薬剤・器機等の選択・使用方法については、出版時最新のものです。薬剤等の使用にあたっては、個々の添付文書を参照し、適応・用量等は常にご確認ください。
- ●本文中の製品の商標登録マークは省略しています。

慢性腎臓病（CKD）	104
脳出血（脳内出血）	106
クモ膜下出血（SAH）	108
脳梗塞	110
認知症	112
パーキンソン病	115
悪性リンパ腫	117
白血病	119
骨粗鬆症	121
大腿骨頸部／転子部骨折	122
放射線療法の看護	123
化学療法の看護	124

介護サービスの利用手続き	62
参考文献	126
検査基準値	128
略語一覧	132
索引	135

[装丁]ビーワークス
[本文デザイン]林慎悟（D.tribe）
[本文DTP]すずきひろし
[表紙・本文イラスト]ウマカケバクミコ
[本文イラスト]まつむらあきひろ、今﨑和広、村上寛人、日の友太

本書の特徴と使い方

- 本書は、成人看護学、老年看護学で学ぶべきことから、特に「実習中で必要とされる知識」に絞ってまとめています。
- この一冊を実習時に携帯しておくことで、ケアを実施するとき、アセスメントをするとき、実習指導者に質問されたときなど、実習中のあらゆる場面で役立ちます。

実習でよく質問される内容は マークつき

- 十分な水分補給を促す必要がある。

 尿量減少によって尿の混濁・カテーテル閉塞を起こしやすくなるため

特に気をつけたいポイント・大切なポイントは マークつき

 検査後は、一時的な不整脈、穿刺部位からの出血、循環不全（末梢動脈の触知で確認）、神経障害などの合併症に注意する

 本書に実習中で気づいたこと、見学した内容、質問された内容なども書き加えて、オリジナルの実習ノートにしましょう！ そうすることで国試対策にも使える一冊になります

第1章
ここがポイント！ 成人・老年看護学実習

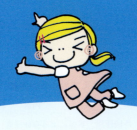

成人看護学実習の特徴　P.2

成人看護学実習では、さまざまな健康状態にある成人期の対象者に必要な看護を学びます。発達段階はもちろん、病期や健康状態を把握し、多様な役割をもつ社会面にも目を向け、成人期の対象者に必要な看護を考えていきます。

老年看護学実習の特徴　P.8

老年看護学実習の対象者は、加齢変化に加えて多様な疾患をもち、さまざまな健康レベルや生活背景において、生の最終段階を生きている人々です。高齢者の思いを受け止め、倫理的配慮を怠らず実習に臨みましょう。

成人 看護学実習の
特徴とねらい

● 健康状態が多岐にわたるため、健康状態に応じた経過別看護の視点を理解しておく必要があります。

> 成人看護学実習で出合う患者さんの経過別におさえておきたい内容をまとめたので学びを深めておきましょう

■ 各健康状態においておさえておきたい内容

健康状態・経過	内容
急性期	危機理論、手術による身体侵襲、ムーアの生体反応、術後合併症、創傷の治癒過程、異常の早期発見とその予防
回復期	機能障害、残存機能、障害受容、生活の再構築、社会資源の活用
慢性期	病みの軌跡（きせき）、セルフマネジメント、エンパワメント、症状コントロール、社会資源の活用
終末期	死の受容過程、QOL、緩和ケア、疼痛マネジメント、キュアとケア

成人 看護学実習の
実習場所の特徴

●病院では在院日数が短縮し、実習期間中に1人の患者さんだけを受け持つことはまれです。そのため、実習期間中に複数の患者さんを受け持つことになります。
●病院のような治療目的の施設だけでなく、健康診断や人間ドックといった健診目的、リハビリテーションや生活習慣の改善を目的としている施設での実習を行うこともあります。

主な実習施設	●病院（急性期病棟、回復期病棟、慢性期病棟） ●健康管理センター　●保健所　●診療所

■ 成人看護学実習に関連する実習場所と特徴

病院（医療法）	●20人以上の入院施設 ●特定機能病院・地域医療支援病院　など
診療所（医療法）	●19人以下の入院施設
保健所（地域保健法） ※設置主体：都道府県、政令指定都市、中核都市	●地域住民の健康を支える中核となる施設。疾病の予防、衛生の向上など、地域住民の健康の保持増進に関する業務を行う
市町村保健センター （地域保健法） ※設置主体：市区町村	●健康相談、保健指導、健康診査など、地域保健に関する事業を地域住民に行うための施設
健康管理センター	●さまざまな対象者への健康診断・健康相談を行う ●病院や企業が設置主体であることが多い

第1章　特徴とねらい／実習場所の特徴

成人 看護学実習の

実習記録のポイント

実習記録でよく挙がる悩みについて、ポイントを紹介します。

悩み ▷ 急性期実習中の展開が早すぎて
記録が追いつかない

ポイント 術後合併症や観察項目などの
事前準備が大切

● 急性期実習での記録のポイントは、いかに予測できるかです。受け持ち患者さんが決まったら、その手術内容に応じたクリティカルパスがないか探してみましょう。パスがなくても大丈夫です。術前から術後退院されるまで患者さんがどんな処置を受け、どのように回復するのかイメージしてみましょう。

● 次に、術後合併症と照らし合わせてみましょう。そして、一般的な術後合併症の計画を記録用紙に記載しておきます。また、その手術を受けるときに注意すべき情報は何かを、情報収集用紙に記載しておきます。あとは実習先で実際の患者さんに出会い、必要な情報を追記していきます。

● このような事前学習を念入りに行っておくと、実習が開始されてから白紙の記録用紙を埋めることに精いっぱいになることはないでしょう。

術後合併症については P.55 に解説があります

■事前学習および記録用紙の例

○○術(全身麻酔)			
術前	術当日	術後1日目	術後3日目
・絶飲食 ・入浴 ・採血 ・術前説明	・術前ルートキープ ・○時手術 ・術後○時間酸素投与 ・術後○時間後水分開始	・創部確認 ・清拭 ・朝食より重湯開始(夕より一般食) ・初回歩行	・入浴 ・点滴抜針
	・呼吸器合併症 → ・後出血	深部静脈血栓症 → 創部痛 →	イレウス →

情報	解釈
○)術前の栄養状態 *病棟で確認し記載する*	
○)食事・水分の指示 *病棟で確認し記載する*	
○)食欲 *病棟で確認し記載する*	

#呼吸器合併症リスク	目標:
計画	根拠
OP ①バイタルサイン ②SpO₂ EP ⋮ ①深呼吸を促す	①〜 ②〜 *患者さんの状態をみたうえで具体的な方法や根拠を記載*

カルテの指示簿を確認してみましょう

悩み　具体性や個別性がないと指摘される

ポイント　5W1H と生活習慣を意識してみよう

● 具体性を出すためには5W1H*を意識しましょう。例えば清拭（せいしき）の場合、誰もが同じケアを提供できるように、この患者さんの場合は体位はどうするのか、どこまで自分で行ってもらうのか、看護師はどちら側に立つのか、点滴はどうするのか、拭くときはどの順番にするのか、湯温はどうするのか、そしてその根拠を記載しましょう。根拠は必ず、病態や手術による生体侵襲がつながるはずです。

● 個別性という点では、例えば糖尿病の生活指導をする際の看護計画が、「①栄養指導、②運動指導」では個別性がありません。この患者さんのもともとの知識や生活習慣を考えてみましょう。

● 糖尿病患者への栄養指導であれば、①バランスのよい食事・摂取カロリー、②間食を減らすための方法、③高血糖になりにくい食事のとり方、④食品交換表を活用した献立など、患者さんの知識や生活習慣をふまえて指導内容を具体的に考えましょう。

● 指導内容を決定したら、次は患者さんの発達段階に合わせた興味・関心の引きやすい方法を考えてみましょう。指導の媒体についてはリーフレットがよいのか、パンフレットがよいのか、指導方法については口頭説明がよいのか、何か実物を活用した方法がよいのか考えましょう。

● そして指導する時間帯はいつごろがよいかなど、目の前の患者さんを想像しながらケアに具体性を入れていくとよいでしょう。

＊【5W1H】Who：だれが、When：いつ、Where：どこで、What：何を、Why：なぜ、How：どのように

| 悩み | 患者さんの日常生活動作が自立していて何が必要かわからない |

| ポイント | 入院前と同じような生活をするために必要なことを考えよう |

- 成人期の特徴は、自立・自律した存在であるということです。単にセルフケアのできない点を探すのではなく、本来の自己の役割を果たし、入院前と同じ生活をするために必要なことは何か考えましょう。
- 成人期の患者さんは、NANDA-Ⅰを例にすると、「○○セルフケア不足」といった看護診断が該当する人は少ないかもしれません。成人期の患者さんが自己の健康と向き合い、必要な管理方法を個人で習得できるための支援も大切です。
- 実在的な問題ではなく、リスク型の看護診断にも目を向けてみましょう。リスク型の看護診断に対する介入では、ただOP（観察計画）を充実することだけでなく、予防行動のために必要なCP（ケア計画）・EP（教育計画）にも着目してみることもポイントです。
- 例えば、化学療法中の感染リスク状態で考えてみましょう。OPでは感染徴候・血液検査データ・予防行動の状況について、CPでは副作用症状でつらいときに清潔ケアとしてどんな介入がどんなタイミングで必要か、環境はどのように整えるか、EPでは感染予防行動の必要性や方法を説明していく必要があります。

老年 看護学実習の
特徴とねらい

●老年看護学実習における対象者は、さまざまな健康段階にあります。どのような健康状態にあっても高齢者が自分らしく主体的に生活し、人としての尊厳を保ち、生き生きとした毎日を過ごせるように、それぞれの健康状態に応じた看護を創造していくことが基本となります。

■老年看護学実習で学ぶこと

●実際の生活場面では、高齢者自身と家族、環境との相互関係が、いかに高齢者の健康状態に影響を及ぼしているかも実感しよう

●それぞれのケアの場で実習することで、高齢者の健康維持を目的とした看護の継続の必要性、他職種の役割とその連携について考えて、チームケア、そして高齢者だけでなく、その家族にも目を向けた看護の必要性を感じよう

●今後充実させていかなければならない、地域包括ケアシステムのなかで看護師の果たす役割についても考える機会にしよう

●老年看護学実習では、高齢者との相互関係をじっくり体験し、高齢者の思いを受け止め、倫理的配慮を怠らず実習に臨むことはいうまでもないが、人生の完成期という意義深い瞬間にかかわることをとおして、人生について深く考える機会にしよう

老年 看護学実習の
実習場所の特徴

●老年看護学実習は、高齢者の保健・医療・福祉にかかわるさまざまな場で行われます。高齢者の生活の場、あるいは療養の場に行き、高齢者のありのままを全人的に理解したうえで看護する必要性を学びましょう。

主な 実習施設	●病院　●介護老人保健施設　●介護老人福祉施設 ●介護療養型医療施設　●高齢者在宅支援サービス ●在宅看護、訪問看護の場

■介護保険施設における施設サービス

介護老人 福祉施設	老人福祉施設である特別養護老人ホームのことで、寝たきりや認知症のために常時介護を必要とする人で、自宅での生活が困難な人に生活全般の介護を行う施設
介護老人 保健施設	病状が安定期にあり入院治療の必要はないが、看護、介護、リハビリテーションを必要とする要介護状態の高齢者を対象に、慢性期医療と機能訓練によって在宅への復帰をめざす施設
介護療養型 医療施設	脳卒中や心臓病などの急性期の治療が終わり、症状が安定期にある要介護高齢者のための長期療養施設であり、療養病床や老人性認知症疾患療養病床が該当する
介護医療院 (平成30年4月 より施行)	主として長期にわたり療養が必要である要介護者に対し、療養上の管理、看護、医学的管理の下における介護および機能訓練その他必要な医療ならびに日常生活上の世話を行う施設

注 「介護療養型医療施設」の経過措置期間(平成30年3月まで)は、平成29年の法改正により平成36年3月まで6年間延長されている。

第1章　特徴とねらい／実習場所の特徴

ここがポイント！　成人・老年看護学実習　9

老年看護学実習の実習記録のポイント

実習記録でよく挙がる悩みについて、ポイントを紹介します。

> **悩み** 高齢者のできないことばかりに注目してしまう
>
> **ポイント** 生活機能の視点からアセスメントしてみよう

- 高齢者は身体機能の衰退に加え、疾患や障害のため、「できないこと」が増えてきます。しかし、そこばかりに注目してしまうと対象者の問題点に視点が向きやすくなり、高齢者の「生き生きとした活動」を妨げてしまう場面が少なくありません。看護過程を展開するうえでは、対象者が今できていること、好きなこと、得意なこと、したいと思っていること、その人らしさや価値観を大切にする視点が重要です。
- 「問題解決型思考」ではなく、疾患や障害を有している生活者としてとらえ、対象者がどのような生活を望んでいるのか、その思いを実現するための看護について、生活機能の視点からアセスメントし看護を展開しましょう。
- エンパワメント[*1]、ストレングスモデル[*2]、ICF（国際生活機能分類）の考え方についてもよく学習しておきましょう。

[*1]【エンパワメント】自らの意思決定に基づき、健康を増進し、コントロールすることを可能にする能力。
[*2]【ストレングスモデル】その人が本来もっている強み（ストレングス）に注目し、高齢者自身の望む目標達成に向けて実践すること。

| 悩み | 加齢に伴う変化を受け持ち患者に当てはめられない |

ポイント　直接収集した情報などを大切にアセスメントしよう

- 対象者の疾患についての病態生理、疾患の進行度、合併症の危険予測はもちろんですが、加齢に伴う身体的機能、精神（心理）的機能、社会的機能の変化の特徴についてもアセスメントする必要があります。
- そのためには、学内で学んだ加齢に伴う変化について、再度復習しておきましょう。そのうえで、対象者の情報を学生自身が直接聴取したり、観察した内容をアセスメントできるようにしましょう。
- また、日常生活の過ごし方から心身の活動状態を知り、高齢者の健康状態を悪化させる要因を把握します。
- 高齢者の精神（心理）的機能については、具体的な言動から把握し、生活意欲、うつ状態、認知症の有無（認知症の場合は具体的な症状）、日ごろの感情・情緒面の状態などとともにアセスメントしましょう。
- 社会的機能については、長い生活歴、現在の家族関係、周囲との人間関係、社会的活動などについてアセスメントしてみましょう。

加齢に伴う変化はp.16から参考にしましょう

| 悩み | 退院後の生活に必要な支援がイメージしにくい |

| ポイント | 入院前の生活環境について情報収集しよう |

- 入院前の生活状況や環境について情報収集しましょう。そのうえで、**対象者や家族が現状をどのように把握しているのか**、また**今後どのような生活を送りたいと思っているのか**を知る必要があります。これらをふまえて最良の支援について考えていきましょう。
- そのためには、基礎知識として「高齢者の生活に関連した保健医療福祉制度」「医療・介護サービス」などを理解し、実習に臨む必要があります。

| 悩み | 個人の発達課題がとらえにくい |

| ポイント | ライフレビューを活用してみよう |

- 学内で学んだ発達課題については、十分理解して実習に臨みましょう。高齢者は長い生活歴や生活環境、心身の加齢変化に加え、疾患や障害をもちながら生活し人生の最終段階へ向かっていく時期にあるため、それぞれに発達課題があり、それらを情報収集したうえで対象者個々にアセスメントします。
- 発達課題を把握し課題を達成するためにも、**ライフレビュー**＊をしてもらうのもよいでしょう。

＊【ライフレビュー】回想法ともいわれ、主に高齢者において、人生の歴史や思い出などを受容的共感的な態度で聞くことで、心理的な安定をもたらす方法。

第 2 章
観察・アセスメント・ケアのポイント

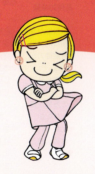

成人・老年看護学実習で大切となる
観察・アセスメントのポイントや、
よく行うケアの大事なところをまとめました。

成人期の特徴

【成人期の特徴】

- 成人期は、成人になるための準備期間である青年期に始まり、壮年期、老年を迎える準備期間である向老期までの40〜50年を示す。
- 成人看護学では下表のような特徴を把握したうえで、「健康信念モデル」や「自己効力理論」「セルフケア理論」などを用いて、自らの意思決定に基づき健康を増進し、コントロールできるようなエンパワメントを高める支援をすることが重要となる。

■成人期の発達課題、身体・心理・社会的特徴、健康問題

発達段階	エリクソンの発達課題	身体的特徴	心理・社会的特徴	健康問題
青年期 (15歳前後〜30歳前後) 心身の発達と社会的自立の時期	[青年期] アイデンティティの確立 対 役割の拡散 [成人初期] 親密性 対 孤立	●諸機能が成熟に向かい身体能力が増強 ●筋肉が発達し、肺・腎臓の重量が最大になる ●20歳代で身体的成長が完了	●自我同一性確立の時期 ●身体と精神の発達に生じるずれが、思春期の第二反抗期として現れる ●情緒的に自立し、将来の方向を選択する時期	●有訴者率、受療率、死亡率は低い ●喫煙、飲酒の習慣が始まることによるアルコール中毒や、近年では女性の喫煙率が増加 ●死因別順位では不慮の事故や自殺が多い ●社会への不適応や精神障害が現れ始める

14　成人・老年看護実習クイックノート

発達段階	エリクソンの発達課題	身体的特徴	心理・社会的特徴	健康問題
壮年期（30歳前後〜60歳前後） 成熟した身体機能の維持とともに役割を獲得し精神活動の充実を図る時期	生殖性対停滞	● 肺活量は30歳代から低下 ● 視力調整力および明暗の変化に対する視覚の反応が急激に低下 ● 摂取カロリー過剰・基礎代謝量の低下により肥満傾向に ● 女性では40〜50歳代をめどに閉経を迎える	● 生涯で最も安定し充実した時期 ● 家庭・社会における実質的な働き手であり、地域社会での中心的役割を担う ● 記銘力や集中力の低下を自覚することもあるが、言語・思考・判断力は容易に低下しにくい	● 生活習慣病が出現しやすい ● 労働による職業性疾病や作業関連疾病の発症の増加 ● 家族関係や職場環境でのストレスが原因となり健康問題が起こりやすい ● 女性では更年期障害が始まる
向老期（60歳前後〜65歳前後） 心身の加齢・衰退を受け入れながら、さらなる充実を図る時期	統合性対絶望	● 退行性変化により生体反応の低下がみられる ● 筋線維の萎縮、骨量の減少 ● 心拍出量が低下し肺残気量が増加 ● 感音性難聴や老眼が進行する	● 身体的変化が進み社会的役割交代も進む時期 ● 総合的判断力、抽象的推理力を維持し、人間関係の調整に優れている ● 身体能力の変化への適応、定年や子どもの自立などによる役割交代への適応の時期	● 有訴率、受療率が高くなる ● 受療率では消化器系疾患と循環器系疾患が多い ● 死因別順位は悪性新生物、心疾患、脳血管疾患の順に多い

第2章 成人期の特徴

観察・アセスメント・ケアのポイント

老年期の特徴

- 人は遺伝、疾病、環境的要因などの影響を受けながら年齢を重ねていくため、加齢に伴い個体差が大きくなる。また、それまでの長い生活歴によって同じ年齢群であっても、身体的・精神的・社会的にも多様で、加えてその人生経験に基づく価値観も多様である。
- 老年期は、人生の最終段階であり、エリクソンの発達課題によると、年齢を重ねながらさまざまな喪失を体験し「絶望」を経験しながらも、それまでの人生で獲得してきたものによって自我の「統合」を獲得していく段階である。高齢者はこの相反する気持ちを乗り越え、老いを受け入れながら、最期のときに向かっていく時期にある。
- 高齢者は、加齢に伴う身体的機能、精神(心理)的機能、社会的機能の変化に加え、身体の恒常性を維持する4つの力(回復力、予備力、防衛力、適応力)が低下することで、疾病や環境の変化などのストレッサーが加わった場合、健康障害を起こしやすい状態になる。

■ 高齢者の主な発達課題

エリクソン	絶望　対　統合
ペック	引退・身体的健康・死への危機に対する適切な対応と自我の発達
ハヴィガースト	身体の変化や社会的役割の変化への適応

■加齢に伴う身体機能の変化

系統	加齢に伴う変化	起こりやすい障害
循環器系	心拍出量⬇ 心筋収縮力⬇ 動脈壁弾力性⬇ 圧受容体感受性⬇	心不全、不整脈、高血圧、起立性低血圧
	収縮期血圧⬆ 不整脈の頻度⬆	
呼吸器系	換気機能⬇ 肺活量⬇ 1秒量⬇ 1秒率⬇ 肺拡散能力⬇ 咳嗽反射⬇	COPD、肺感染症
	肺残気量⬆	
消化器系	咀嚼能力⬇ 食道・大腸蠕動運動⬇ 胃・小腸・大腸粘膜：萎縮 胃酸分泌⬇ 薬物代謝機能⬇	誤嚥、胃食道逆流症、便秘・宿便、薬物有害反応
	直腸内圧閾値⬆	
	肝機能：不変	
腎・泌尿器系	糸球体濾過率⬇ 腎血流量⬇ 尿濃縮力⬇ 膀胱括約筋力⬇	腎不全、薬物有害反応、頻尿、尿失禁、尿路感染症
	排尿回数⬆	
骨・筋・運動系	骨量⬇ 筋量⬇ 関節液⬇ 筋力⬇ 瞬発力⬇ 持久力⬇	骨折、腰痛・背部痛、関節痛、脱水、運動障害、転倒・転落
	反射時間⬆	
内分泌・代謝系	甲状腺ホルモン⬇ インスリン分泌能⬇ 耐糖能⬇ カルシトニン⬇ エストロゲン⬇ テストステロン⬇	低体温、甲状腺機能低下症、糖尿病・耐糖能異常
	卵胞刺激ホルモン⬆ 黄体形成ホルモン⬆ 副甲状腺ホルモン⬆	
	コルチゾール：不変	
感覚器系	聴力⬇ 平衡感覚⬇ 味蕾数⬇ 感音機能⬇ 水晶体の退化・変性 水晶体弾性⬇ 皮膚感覚⬇ 体温調節機能⬇	難聴、白内障、老眼、皮膚感覚障害、体温調節機能障害
	暗順応時間⬆	
免疫機能	胸腺：萎縮 T細胞(細胞性免疫)⬇ 骨髄造血機能⬇	免疫力低下、易感染
	T細胞サブセット⬇ ヘルパーTリンパ球⬇ サプレッサーTリンパ球⬆	
	B細胞(液性免疫)：不変	
神経系	脳重量⬇ 神経伝達速度⬇ 平衡感覚⬇ 渇中枢感受性⬇	転倒・転落、脱水
精神的機能	認知能力⬇ 記銘力⬇ 適応力⬇ 流動性知能(新情報を獲得する能力)⬇	認知症、うつ病、せん妄
	意味記憶(一般知識に関する記憶)・手続き記憶(体で覚えた記憶)：不変	
	結晶性知能(学習や経験により積み重ねる能力)：不変	

観察・アセスメント・ケアのポイント 17

■ 高齢者の疾病の特徴

1. 症状、経過が典型的ではない
2. 合併症や廃用症候群を起こしやすく、複数の疾患をもつ
3. 回復に時間を要し、慢性的に経過する
4. 症状が急変しやすい
5. 脱水や電解質異常を起こしやすい
6. 意識障害やせん妄を起こしやすい
7. 薬物の副作用が生じやすい

■ 加齢に伴う薬物動態の変化

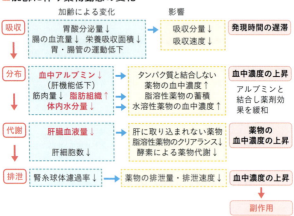

池西静江, 石束佳子編：看護学生スタディガイド2019. 照林社, 東京, 2017：1028. より引用

Check 高齢者は薬物の副作用が生じやすい。大きな理由は加齢に伴う薬物動態の変化があるが、加えて複数の薬剤を併用していることも挙げられる

栄養・食事

【栄養状態のアセスメント】

■主な栄養指標（例：身長160cm、体重50kgの場合）

身体測定	計算式	基準値
体格指数(BMI)	体重(kg)÷身長(m)^2 例：50÷(1.6×1.6)＝19.53≒19.5	18.5〜25
理想体重(kg) BMI＝22	身長(m)^2×22 例：1.6×1.6×22＝56.32≒56.3kg	―
％理想体重(％IBW)： 理想体重に対する 実測体重の比率	％IBW＝実測体重÷理想体重×100(％) 例：50÷56.3×100＝88.8％	±10％以内
％体重変化(％UBW)： 通常時体重に対する 実測体重の比率	％UBW＝(通常時体重－実測体重)÷ 通常時体重×100(％)	10％以内

【基礎代謝量】

■基礎代謝量(BMR)の求め方

BMR(kcal/日)＝年齢・性別基礎代謝基準値(kcal/kg/日)×体重(kg)

■参照体重における基礎代謝量

年齢(歳)	男性 基礎代謝基準値(kcal/kg体重/日)	男性 参照体重(kg)	男性 基礎代謝量(kcal/日)	女性 基礎代謝基準値(kcal/kg体重/日)	女性 参照体重(kg)	女性 基礎代謝量(kcal/日)
18〜29	24.0	63.2	1,520	22.1	50.0	1,110
30〜49	22.3	68.5	1,530	21.7	53.1	1,150
50〜69	21.5	65.3	1,400	20.7	53.0	1,100
70以上	21.5	60.0	1,290	20.7	49.5	1,020

厚生労働省「日本人の食事摂取基準(2015年版)」

【エネルギー必要量】

■ 推定エネルギー必要量

性別	男性			女性		
年齢(歳)／身体活動レベル	Ⅰ	Ⅱ	Ⅲ	Ⅰ	Ⅱ	Ⅲ
18～29	2,300	2,650	3,050	1,650	1,950	2,200
30～49	2,300	2,650	3,050	1,750	2,000	2,300
50～69	2,100	2,450	2,800	1,650	1,900	2,200
70以上	1,850	2,200	2,500	1,500	1,750	2,000

厚生労働省「日本人の食事摂取基準(2015年版)」

■ 身体活動レベルと日常活動の内容

身体活動レベル	Ⅰ	Ⅱ	Ⅲ
	低い	普通	高い
	1.5	1.75	2
日常活動の内容	生活の大部分が座位で、静的な活動が中心の場合	座位中心の仕事で、移動や立位の作業・接客、あるいは通勤・買物・軽スポーツなどを含む場合	移動や立位の多い仕事への従事者。あるいは、スポーツなど余暇における活発な運動習慣をもっている場合

■ エネルギー必要量の求め方

標準体重(kg)
身長(m)×身長(m)×22(BMI指数)

基礎代謝量(kcal/日)
標準体重(kg)×年齢・性別別基礎代謝基準値(kcal/kg/日)

エネルギー必要量/日
基礎代謝量×身体活動レベル(1.5または1.75または2)

■ハリス・ベネディクトの式によるエネルギー必要量/日（ストレスの程度に応じたエネルギー必要量/日）の求め方

男性の基礎エネルギー（BEE）

$66.47 + 13.75 \times$ 現体重（kg）$+ 5 \times$ 身長（cm）$- 6.76 \times$ 年齢

女性の基礎エネルギー（BEE）

$655.10 + 9.56 \times$ 現体重（kg）$+ 1.85 \times$ 身長（cm）$- 4.68 \times$ 年齢

ハリス・ベネディクトの式によるエネルギー必要量

$BEE \times$ 活動係数[1] $\times$ ストレス係数[2]

[1] 活動係数：ベッド上安静1.2、ベッド上以外での活動あり1.3
[2] ストレス係数：手術後（例えば高度侵襲なら1.3〜1.5）、外傷、感染症、熱傷、がんなどによるストレス係数が定められている

【栄養摂取量】

■タンパク質・脂質・炭水化物の摂取基準

	タンパク質 （g/日）		脂質 （脂肪エネルギー比率、 %エネルギー）		炭水化物 （%エネルギー）	
	推定平均必要量		目標量		目標量	
	男性	女性	男性	女性	男性	女性
18〜29歳	50	40	20〜30	20〜30	50〜65	50〜65
30〜49歳						
50〜69歳						
70歳以上						

厚生労働省「日本人の食事摂取基準（2015年版）」

【水分のアセスメント】

■必要水分量（mL/日）の求め方（簡易版）

$25 \sim 35$（mL/kg/日）$\times$ 体重（kg）

非経口栄養法（経管栄養、胃瘻）

【経管栄養】

■ 非経口栄養法の種類

経管(経腸)栄養	短期	経鼻経管栄養
	長期	胃瘻、腸瘻
経静脈栄養	短期	末梢静脈栄養(PPN)
	長期	中心静脈栄養(TPN)

■ 経管栄養法のポイント

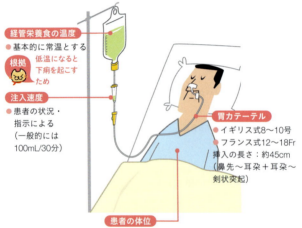

経管栄養食の温度
- 基本的に常温とする

根拠 低温になると下痢を起こすため

注入速度
- 患者の状況・指示による（一般的には100mL/30分）

胃カテーテル
- イギリス式8〜10号
- フランス式12〜18Fr
- 挿入の長さ：約45cm（鼻先〜耳朶＋耳朶〜剣状突起）

患者の体位
- 注入中：半座位〜座位
- 注入後：上体を起こした体位を30〜60分保持する

 Check 胃カテーテルの挿入位置確認はX線撮影が確実である

【胃瘻】

● PEG(経皮内視鏡的胃瘻造設術)によって腹壁と胃内腔をつなぐ瘻孔を作成し、カテーテルを留置して行う。

■ 胃瘻の適応

- 脳血管障害、神経筋疾患や頭部・顔面外傷などのため摂食・嚥下困難な患者
- 加齢による嚥下機能の低下や認知症のため自発的に摂食できない患者
- 長期に経管栄養を行う必要がある患者(6週間以上)
- 経鼻胃管法ではカテーテル挿入が困難な患者

■ 胃瘻カテーテルの種類

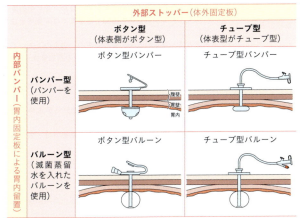

■ 胃瘻の管理方法

術後1～2週間(急性期)	● 胃瘻造設後1～2週間で瘻孔が安定する ● 瘻孔が安定するまで1日1回程度のガーゼ交換 →瘻孔が安定すればガーゼ不要
瘻孔完成後(慢性期)	● 1日1回程度、瘻孔をチェックする

■ 観察ポイント

- 胃瘻カテーテルの抜去・破損・埋没がないか
- 胃瘻カテーテルの外部ストッパーの位置が正しいか、適度なゆるみがあるか
- 胃瘻カテーテルが回転するか
- チューブ型胃瘻カテーテルの場合→皮膚面に対して垂直かどうか
- バルーン型胃瘻カテーテルの場合→バルーンの水の量を確認する
- 胃瘻周囲の皮膚の状態
- 注入前には胃内の減圧、残留量の確認

■ トラブルの対処法

事故抜去	● カテーテル抜去後、瘻孔は数時間で縮小し、おおむね24時間で閉鎖してしまうため、すみやかにカテーテルを挿入し瘻孔確保する必要がある。なお、正しい位置に挿入されていることを確認できるまでは栄養剤を注入してはならない ● 予防方法：寝衣の工夫、腹帯の使用、固定の工夫、ボタン型の選択、鎮痛薬の使用（術直後の疼痛管理）、抑制帯の使用など
瘻孔からの漏れ、皮膚の発赤・腫脹	● 胃瘻カテーテルの内部ストッパーが胃壁に埋没する、バンパー埋没症候群が考えられる ● 対応：埋没バンパーの除去、胃瘻カテーテルの再留置・造設 ● 予防方法：ストッパーによる過度の締め付け・固定の防止
腹痛、吐血・下血	● 胃瘻カテーテルの先端が胃壁を圧迫することで生じる胃潰瘍が考えられる ● 対応：抗潰瘍薬の投与など ● 予防方法：胃瘻カテーテルの向きが同一方向にならないように調整する

高齢者ではここに注意！
低栄養

● 高齢者は低栄養になりやすい。

根拠 口腔機能の低下、摂食・嚥下機能の低下、薬剤、うつ状態などの精神状態などのため

● 高齢者の低栄養の多くは**タンパク質・エネルギー低栄養状態（PEM）**である。

■低栄養状態のリスクの判断

リスク分類	低リスク	中リスク	高リスク
BMI	18.5〜29.9	18.5未満	——
体重減少率	変化なし（減少3％未満）	1か月に3〜5％未満 3か月に3〜7.5％未満 6か月に3〜10％未満	1か月に5％以上 3か月に7.5％以上 6か月に10％以上
血清アルブミン値	3.6g/dL以上	3.0〜3.5g/dL	3.0g/dL未満
食事摂取量	76〜100％	75％以下	——
栄養補給法		経腸栄養法 静脈栄養法	
褥瘡			褥瘡

「介護予防マニュアル」分担研究班：栄養改善マニュアル（改訂版），2009：50．より引用

高齢者ではここに注意！
嚥下障害（誤嚥）

● 高齢者は誤嚥を起こしやすい。

■ 高齢者が誤嚥を起こしやすい原因

- 歯の喪失（咀嚼機能の低下）
- 唾液分泌の減少
- 嚥下反射の遅延
- 舌や頬の運動低下（咽頭への取り込みの遅延）
- 咳嗽反射の低下
- 胃食道逆流（括約筋の弛緩）
- 感覚機能の低下
- 認知症、認知機能の低下　など

■ 改訂水飲みテスト（MWST）

方法	①口腔ケアを行う ②冷水3mLをシリンジまたはスプーンで口腔底（舌の下側）または口腔前庭（前歯と下唇の間）に注ぎ、嚥下させる ③可能であれば、追加して2回嚥下運動させる ④評点4以上であれば、最大2回施行し、一番低い点を判定結果と評価する
評点基準	1点　嚥下なし、むせる and／or 呼吸切迫
	2点　嚥下あり、むせないが、呼吸切迫あり（silent aspirationの疑い）
	3点　嚥下あり、呼吸良好、むせる and／or 湿性嗄声がある
	4点　嚥下あり、呼吸良好、むせない
	5点　④に加え、追加嚥下運動が30秒以内に2回可能

才藤栄一：摂食・嚥下障害の治療・対応に関する統合的研究　平成11年度厚生科学研究費補助金（長寿科学総合研究事業）平成11年度厚生科学研究費補助金研究報告書．2000：1-17．より引用

■誤嚥を防ぐポイント

体位

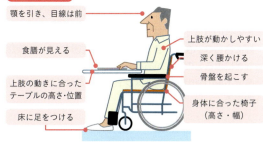

- 顎を引き、目線は前
- 食膳が見える
- 上肢の動きに合ったテーブルの高さ・位置
- 床に足をつける
- 上肢が動かしやすい
- 深く腰かける
- 骨盤を起こす
- 身体に合った椅子（高さ・幅）

食事介助の方法

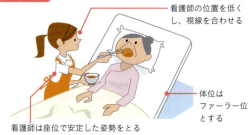

- 看護師の位置を低くし、視線を合わせる
- 体位はファーラー位とする
- 看護師は座位で安定した姿勢をとる

スプーンの使い方

❶ スプーンは口の正面からまっすぐに入れる

❷ しっかり口を閉じてもらう

高齢者ではここに注意！
食欲不振

- 高齢者の食欲不振には、①精神的なもの（精神疾患、嗜好に合わない食事、食環境、心理的要因など）、②疾患などによるものなどがある。
- 食欲不振の原因をアセスメントし、取り除くことが大切である。

■ **食欲不振の対処法**

- 排便・排尿の状態を確認し、トイレで排泄を済ませるか、失禁があればおむつ交換をする
- 高齢者の生活習慣を考慮し、心地よく食事ができる環境や時間を整える
- 食事内容は高齢者の好み、摂食・嚥下機能ならびに視力、嗅覚などの感覚機能に応じたものとする。暖色系は脳の空腹中枢を刺激するともいわれ、彩りに配慮するとともに、高齢者のこれまでの食生活史をもとに好みを考慮して食事援助することが大切である
- 嚥下機能障害に応じて、とろみをつけたり、食塊が形成しやすいように練ったり、一口サイズに刻んだりする
- 義歯を正しく装着し、う歯や歯肉炎は治療する
- 姿勢を整え、自助具を工夫し、高齢者自身で食べられるようにする
- 大スプーンで介助するより、小スプーンのほうが開口しやすい

高齢者ではここに注意！
脱水

- 高齢者は脱水を起こしやすい。

根拠
①渇中枢の感受性が低下し口渇を感じにくい
②腎の尿濃縮機能（水分の再吸収力）の低下
③抗利尿ホルモンに対する腎臓の感受性の低下
④体液量の減少

- 脱水とは、さまざまな原因で体液量、なかでも細胞外液量が欠乏した状態をいう。
- 高齢者は脱水に陥っても症状が出現しにくく、症状も非典型的であるため、対応が遅れることがあるので注意が必要である。
- 高齢者は皮膚・粘膜が脆弱であり、全身の予備力が低下しているため、脱水による症状や長期安静をしいられることにより、皮膚損傷や廃用性変化など二次的な障害を生じる危険性が高い。そのため皮膚・粘膜の保護やADLの低下を防ぐための援助が重要となる。

■ 脱水の種類と特徴

高張性脱水 （水欠乏型）	低張性脱水 （ナトリウム欠乏型）	等張性脱水 （混合型）
●水分の喪失・摂取量の不足で起こる ●症状：口渇、尿量減少など	●消化液や体液が過剰に喪失することで起こる ●症状：頭痛、頻脈など	●高張性と低張性の中間の性質をもつ ●症状：喪失した水・Naの程度によってさまざま

高齢者ではここに注意！ 脱水

■脱水時のケア

皮膚の観察	●ツルゴール反応の低下（p.38） ●CRTの遅延（p.38）
水分補給	●高齢者の必要水分量の簡易計算 　1日の水分量＝25〜30mL×体重（kg） ●水分出納を把握する ●水分摂取の工夫をする ・1回量と時間帯の調整 ・味、温冷、香り、器などの工夫を行い「飲みたい」という気持ちを呼び起こす ・入浴・運動・会話後といった飲みたくなるタイミングをみる ・嚥下障害があるときは、増粘剤を用いる ・楽しい雰囲気や環境を調整する ・生活習慣に合わせる
清潔	●皮膚・粘膜を保護し清潔に保つ
輸液の管理	●水・電解質の補給
廃用症候群の予防	●体位変換 ●できるだけ自分で動いてもらう

【廃用症候群】

●過度の安静の継続などにより退行性の変化が起こり、全身の機能が低下した状態を廃用症候群という。高齢者の寝たきりを防ぐためには廃用症候群の予防が重要である。

●廃用症候群は全身に影響を及ぼす。褥瘡、肺炎、筋力低下、関節拘縮、食欲不振、意欲低下など多様な症状があり、治療は各症状への治療が基本となる。

●早期離床、上肢・下肢の運動などで予防する。

排泄

■ 便のアセスメント

	正常	異常
形状	固形・ソフト	硬便、軟便、泥状便、水様便、粘液便、兎糞便
量	100〜250g/日	食物繊維性食品の過剰摂取、下痢・便秘で変化
回数	1〜2回/日	便秘：3日以上排便がない状態、または毎日排便があっても残便感がある状態
pH	6.9〜7.2（アルカリ性）	下痢便は酸性
色調	黄褐色	血便、鮮血便、タール便、灰白色便、黄土色便

■ ブリストル便性状スケール

タイプ		便の硬さ	
1	便秘	**コロコロ便** 硬くコロコロした便（兎糞便）	
2		**硬い便** 短く固まった硬い便	
3	正常	**やや硬い便** 水分が少なく表面がひび割れている便	
4		**ふつう便** 表面がなめらかでやわらかい便	
5		**やや軟らかい便** 水分が多く、やわらかい便	
6	下痢	**泥状便** 形のない泥のような便	
7		**水様便** 固まりのない水のような便	

■尿のアセスメント

	正常	異常		異常の原因
量	1,000〜1,500mL/日	無尿	100mL/日以下	脱水、ショック、腎不全など
		乏尿	400mL/日以下	水分摂取量不足、水分喪失増加、腎血流量減少
		多尿	2,500mL/日以上	水分摂取量増加、水分排泄減少、腎機能低下
回数	4〜6回/日	頻尿	10回/日以上	膀胱炎、前立腺肥大症、神経因性膀胱、多尿、心因性、過活動膀胱
比重	1.015〜1.025g/mL	高比重	1.025以上	糖尿病、発熱、下痢、嘔吐、心不全、ネフローゼ症候群
		低比重	1.015以下	尿崩症、多量の水分摂取、腎疾患、利尿薬
pH	6.0	アルカリ尿	7.4以上	呼吸性・代謝性アルカローシス、尿路感染、アルカリ性薬物や食品の摂取
		酸性尿	4.5以下	呼吸性・代謝性アシドーシス、発熱、酸性の薬品、運動後
色調	淡黄色	水様透明		希釈尿：尿崩症、萎縮腎、糖尿病
		褐色尿		濃縮尿：脱水症、高熱時
		赤褐色		腎炎、結石症、尿路感染症、がん、出血性素因、特発性腎出血、溶血性貧血
		黄色		ビリルビン尿：肝炎、肝硬変、胆道閉塞
		乳白色		尿路感染症、転移がん、フィラリア症

■その他の尿の異常

尿閉	尿は生成されるが、体外に排泄されない
残尿	排尿後、残尿量150mL/日以上で定期的な観察が必要

膀胱留置カテーテルの管理

- カテーテル留置に伴う弊害には、①尿路感染、②膀胱筋の伸縮がないことによるカテーテル抜去後の排尿障害、③カテーテル挿入に伴う膀胱括約筋拡張による排尿障害がある。
- 十分な水分補給を促す必要がある。

 尿量減少によって尿の混濁・カテーテル閉塞を起こしやすくなるため

■膀胱留置カテーテルの管理のポイント

適応	●主な適応：尿量を正確に把握する必要がある、排尿困難である、安静臥床必要時の排尿管理など ●術後や状態不良で全身管理が必要な者、医師の指示のある者以外は原則として留置せず、排尿への援助または間欠的導尿を行う
採尿時の操作	●膀胱留置カテーテルに直接針を刺して採尿しない。カテーテルの損傷を招き、尿路感染の原因になる。尿検体は、採尿ポート（サンプルポート）から採取する ●膀胱留置カテーテルはクランプしない（感染の誘因になる）
膀胱留置カテーテルの交換	●流出不良、尿漏れ、閉塞、著しい混濁がある場合に交換する ●尿道を損傷する可能性がある（特に男性）ので、泌尿器科医師もしくは手技を熟練した者が行うのが望ましい ●CDC（米国疾病予防管理センター）の尿路カテーテル感染防止ガイドラインでは、膀胱留置カテーテルの定期的交換は必要ないとされている

■カテーテル留置時の観察ポイント

観察内容	異常所見	原因と対処	
尿性状	血尿	尿路損傷、慢性腎炎、尿路結石、尿路感染の可能性	その他の全身状態(発熱の有無、疼痛の有無など)と合わせ、医師に報告する
	浮遊物混入	細菌・真菌感染の可能性	
尿の流出	流出不良 尿漏れ	●カテーテル閉塞の有無を観察する ●カテーテル閉塞が考えられる場合、ライン・蓄尿バッグ一式を交換する	
挿入部	疼痛(部位と程度) 出血 外尿道口の発赤 尿漏れ	●カテーテルと尿道径の不一致、固定法の誤り、留置期間の長期化などにより、尿道瘻の形成や尿路損傷、粘膜・皮膚障害などの合併症の可能性	
カテーテル	屈曲 クランプ 接続外れ	●感染や内腔の閉塞、滅菌蒸留水注入ルートの破損の原因となるため、膀胱留置カテーテルは、折り曲げたり、クランプしてはならない ●カテーテルはゆとりをもってテープ固定し、抜けたり折れ曲がらないようにする	
蓄尿バッグの位置	膀胱より高い	●尿の逆流防止のため、蓄尿バッグは膀胱より高い位置に置いてはならない	

■膀胱留置カテーテルの挿入

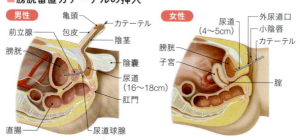

排泄ケア(おむつの使用)

● 漏れの防止や十分なADLの確保のためには、おむつの装着に注意する必要がある。

■ おむつの当て方の手順

❶ アウターパッドのギャザーの内側にインナーパッドを置き、インナーパッドのギャザーをアウターパッドのギャザーに合わせる
❶ 患者に側臥位になってもらい、背中の中心線とおむつの中心線を合わせる
❷ インナーパッドを股間の幅に合わせて外側からつまみ、蛇腹折にして尿道口におむつが密着するように当てる
❸ おむつのギャザー部分が内側に折れ込まれてしまわないよう、鼠径部に沿わせながら当てる

■ おむつを当てるときのポイント

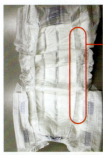

おむつのサイドギャザーを立てる。力を入れてパンと広げると高分子ポリマーが崩れて尿漏れの原因になる

ギャザーを伸ばして当てると、ギャザーはもとに戻ろうとして摩擦刺激が生じて皮膚トラブルの原因になる

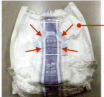

下側のテープは斜め上方に引き上げながら止め、次に上側のテープを腸骨に向けるようにして下向きに止める

観察・アセスメント・ケアのポイント

高齢者ではここに注意！
便秘

■高齢者が便秘になりやすい原因

- 老化による腸蠕動運動の低下
- 運動量の減少
- 腹筋力の低下
- 水分摂取量の低下
- 食事形態の変化（繊維質の不足）
- 直腸内圧閾値の上昇
- 便意が感じられない
- 便意を感じてもすぐに便座に座れない
- 排泄に介助が必要
- 適切な姿勢がとれない
- 悩みやストレスを抱えている
- など

■便秘の種類

弛緩性便秘	食物繊維の摂取や運動の不足による腸蠕動の低下から起こる
けいれん性便秘	ストレス、自律神経失調症により直腸のけいれん性収縮で起こる
習慣性便秘	便意はあるが、繰り返し排便をがまんすることによって起こる
器質性便秘	大腸がんなど大腸の狭窄・閉塞が原因で起こり、細い便が出る
症候性便秘	脊髄損傷など排便反射に関する神経障害によって起こる
薬剤性便秘	副交感神経を抑制する抗コリン薬・向精神薬・麻薬などによる
直腸性便秘	便が直腸まで降りてきているが、便が排出できない

■便秘の予防法

- 排便の習慣づけ：朝、便意を感じたらすぐに便座に座る。便意をがまんしない
- 水分摂取と食物繊維の摂取：水溶性・非水溶性繊維をバランスよく食べる
- 活動性を高める：散歩、マッサージ、体操を行う
- 排便は座位で行う：状態はやや前傾とし、直腸と肛門の角度を鈍角にする
- トイレ環境の整備：和式か洋式かは本人の好みで選ぶ。清掃はきちんと行う
- 介助を頼みやすい関係づくり　など

高齢者ではここに注意！
尿失禁

■ 尿失禁の種類・特徴と治療・ケア

種類	特徴	治療・ケア
機能性尿失禁	●**ADL障害、認知症**のために排泄動作がうまくできず、尿失禁する	● トイレ誘導 ● 排尿行動の訓練
切迫性尿失禁	●**がまんできない急な尿意**（尿意切迫感）があり、トイレに間に合わず、尿失禁する ● 中枢神経系の罹患がある ● 過活動膀胱や頻尿があることが多い	● 膀胱訓練 ● トイレ時間誘導 ● 薬物治療 ● 原因疾患治療
腹圧性尿失禁	● くしゃみ、咳など腹圧がかかったときに尿失禁する ●**経産婦**や**肥満者、便秘**の者に多い ●**骨盤底筋群**の衰え	● 骨盤底筋群体操 ● 体重コントロール ● 手術療法
溢流性尿失禁	● 前立腺肥大症や尿道狭窄などで尿が溢れ出る ● 残尿が多い	● 原因疾患治療 ● 薬物治療

■ 骨盤底筋群体操

❶ 体の力を抜いてリラックスする。深呼吸をしてみる

❷ 背筋を伸ばし、足を肩幅くらいに開く

❸ 女性は膣や肛門を体のなかに引っ張り込むような感じで締める（男性では肛門を締めるようにする）

❹ ❸の収縮と弛緩を随意的にテンポよく繰り返す方法と、5秒間収縮を持続させる方法の両方の体操を行う

❺ 正しい方法で毎日行うことが大切で、いろいろなポーズ（机にもたれた姿勢、座った姿勢、仰向けの姿勢）で行う

※約3か月程度で効果が現れるとされる。

観察・アセスメント・ケアのポイント

皮膚

■ 皮膚色の変化

皮膚の色	主な原因
青（チアノーゼ）	心疾患（うっ血性心不全など）、肺疾患（肺気腫、肺線維症、結核など）、不安や寒冷環境
蒼白	白斑、白皮症、癜風
	失神、ショック
	貧血
赤	発熱、興奮、高血圧、赤痢、アルコール摂取、局所的な炎症、血管拡張
桜桃	一酸化炭素中毒
黄	肝胆道系疾患、膵がん、溶血性貧血
	黄色果物や黄色野菜からのカロテン摂取過剰
褐	アジソン病、ヘモクロマトーシス、がん悪液質、日光への曝露

■ 皮膚の状態の観察ポイント

出血リスクが高い患者	全身の内出血の有無
脱水を起こしている患者	皮膚の乾燥、ツルゴール反応

■ ツルゴール反応

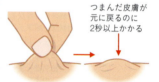

皮膚緊張の低下

つまんだ皮膚が元に戻るのに2秒以上かかる

皮膚をつまむ　　ゆっくり元に戻る

■ CRT

- 中指の爪を5秒押して血流を制限した後、血流が回復し色調が戻るまでの時間をみる
- 高齢者では4秒より延長した場合、脱水症を疑う

■ 爪の状態

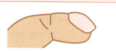

匙状爪	ばち指
爪甲中央がくぼみ、スプーン状になったもの。手指に多く低色素性貧血などで認められる	指の先端が丸く包み込まれたような爪甲の弯曲と指のばち状肥大がみられる。慢性の心疾患による

高齢者ではここに注意！
褥瘡

【褥瘡の好発部位】

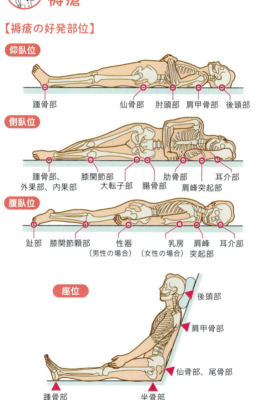

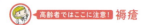
高齢者ではここに注意! 褥瘡

【ブレーデンスケール】

- 褥瘡発生のリスクを評価するスケールにブレーデンスケールがある。
- 褥瘡の予防には、体圧分散寝具の使用、スキンケア(浮腫、ドライスキン、尿・便失禁の対策)、関節拘縮の予防、ポジショニングがある。

■ ブレーデンスケール(簡易表)

項目	1	2	3	4
知覚の認知	まったく知覚なし	重度障害あり	軽度障害あり	障害なし
湿潤	常に湿潤	たいてい湿潤	ときどき湿潤	めったになし
活動性	臥床	座位可能	ときどき歩行可能	歩行可能
可動性	まったく体動なし	非常に限定	やや限定	自由に体動
栄養状態	不良	やや不良	良好	非常に良好
摩擦とずれ	問題あり	潜在的に問題あり	問題なし	

※日本の病院では14点、在宅や施設では17点が危険点とされ、それ以下は褥瘡発生リスクありと判断する。
©Braden and Bergstrom. 1988
訳:真田弘美(東京大学大学院医学系研究科)/大岡みち子(North West Community Hospital.IL.U.S.A.)

■NPUAP/EPUAPによる褥瘡の分類

	カテゴリ/ステージI 消退しない発赤	通常骨突出部に限局された領域に消退しない発赤を伴う損傷のない皮膚。色素の濃い皮膚には明白な消退は起こらないが、周囲の皮膚と色が異なることがある
	カテゴリ/ステージII 部分欠損	黄色壊死組織(スラフ)を伴わない、創底が薄赤色の浅い潰瘍として現れる真皮の部分欠損。水疱蓋が破れていないもしくは開放/破裂した、血清で満たされた水疱を呈することもある
	カテゴリ/ステージIII 全層皮膚欠損	全層組織欠損。皮下脂肪は確認できるが、骨、腱、筋肉は露出していない。組織欠損の深度がわからなくなるほどではないがスラフが付着していることがある。ポケットや瘻孔が存在することもある
	カテゴリ/ステージIV 全層組織欠損	骨、腱、筋肉の露出を伴う全層組織欠損。スラフまたはエスカー(黒色壊死組織)が創底に付着していることがある。ポケットや瘻孔を伴うことが多い

米国向けの追加のカテゴリ

	判定不能 皮膚また組織の全層欠損—深さ不明	創底にスラフ(黄色、黄褐色、灰色、緑色または茶色)やエスカー(黄褐色、茶色または黒色)が付着し、潰瘍の実際の深さがまったくわからなくなっている全層組織欠損
	深部損傷褥瘡疑い (suspected DTI)—深さ不明	圧力やせん断力によって生じた皮下軟部組織が損傷に起因する、限局性の紫色または栗色の皮膚変色または血疱

EPUAP(ヨーロッパ褥瘡諮問委員会)/NPUAP(米国褥瘡諮問委員会)著,宮地良樹,真田弘美監訳:褥瘡の予防&治療 クイックリファレンスガイド(Pressure Ulcer Prevention & Treatment). より抜粋して引用

運動

【関節可動域（ROM）】

- **関節が最大に動くことのできる範囲**を関節可動域（ROM）という。
- 関節可動域は、軸心・固定軸・移動軸を関節中心・長管骨軸に一致させて計測する。

■ 関節可動域（ROM）テスト（上肢）

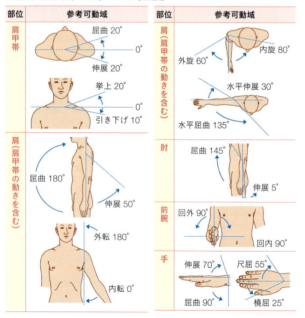

部位	参考可動域
肩甲帯	屈曲 20°／0°／伸展 20°／挙上 20°／0°／引き下げ 10°
肩（肩甲帯の動きを含む）	屈曲 180°／伸展 50°／外転 180°／内転 0°
肩（肩甲帯の動きを含む）	外旋 60°／内旋 80°／水平伸展 30°／水平屈曲 135°
肘	屈曲 145°／伸展 5°
前腕	回外 90°／回内 90°
手	伸展 70°／屈曲 90°／尺屈 55°／橈屈 25°

関節可動域を確認する際は、基本的な動きができるか、左右差がないかを評価していきましょう

■関節可動域(ROM)テスト(下肢)

部位	参考可動域	部位	参考可動域
股	屈曲 125° 伸展 15° 外転 45° / 内転 20° 内旋 45° / 外旋 45°	膝	伸展 0° 屈曲 130°
		足	伸展(背屈) 20° / 0° 屈曲(底屈) 45°
		足部	外返し 20° / 内返し 30° / 0° 外転 10° / 内転 20° / 0°

【徒手筋力テスト（MMT）】

- 筋力を6段階で評価する。
- MMTのスコア「5」が正常、自動運動が可能な場合はスコア「3」以上となる。

■徒手筋力テスト（MMT）

5	Normal(N)	正常
4	Good(G)	ある程度の抵抗を加えても正常可動域内を動かすことができる
3	Fair(F)	抵抗を加えなければ、正常可動域内を動かせる
2	Poor(P)	重量を除けば、正常可動域内は動く
1	Trace(T)	筋肉の収縮はみられるが、関節は動かない
0	Zero(Z)	筋肉の収縮がまったくみられない

判定：筋の収縮がない状態を0とし、健常筋と同じ筋力を5とする。0〜5の6段階で評価する。

【バレー徴候】

- 上肢・下肢が一定の肢位を保っていられるか、運動麻痺を観察する。

上肢

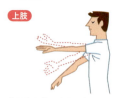

①両腕を前に水平に出す。
②麻痺のある側は回内しながら落下していく。

下肢

①腹臥位になる。
②下腿を90度に立てて保持するように指示する。
③麻痺があれば、落下していく。

高齢者ではここに注意！
転倒・転落

■転倒の要因

- 薬物使用(向精神薬など)
- 環境の認識不足(認知障害)
- 歩行能力低下(バランス機能の低下、一歩の距離の短縮、下肢挙上の低下、平衡機能低下→重心動揺増大)
- 感覚器・脳神経障害(視力や聴力低下、麻痺などの障害)
- 環境要因(床、証明、履き物、居室の清掃状況、段差など)　など

■転倒リスクを増す薬剤

リスクをもたらす副作用	薬剤の種類
脱力、筋緊張低下	筋弛緩薬、抗不安薬
ふらつき、めまい	抗不安薬、睡眠薬、NSAIDs(非ステロイド抗炎症薬)、抗てんかん薬、麻薬、非麻薬性鎮痛薬、抗がん薬
失神・起立性低血圧	降圧薬、利尿薬、抗うつ薬、向精神薬(睡眠薬除く)
せん妄状態	パーキンソン病治療薬、ジギタリス製剤、麻薬、H_2拮抗薬、β遮断薬、抗がん薬
視力障害	抗コリン薬、抗てんかん薬
眠気、覚醒水準が低下(集中力・注意力が低下)	睡眠薬、抗不安薬、抗てんかん薬、抗ヒスタミン薬、血糖降下薬、麻薬、非麻薬性鎮痛薬
パーキンソニズム	向精神薬、抗うつ薬、制吐薬、胃腸機能調整薬

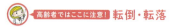

転倒・転落

■転倒・転落アセスメント・スコアシート

分類	特徴	評価スコア	患者評価 / 入院当日	/	/
年齢	●60歳以上、9歳以下	2			
既往歴	●転倒転落したことがある ●失神したことがある	2			
感覚	●視力障害がある ●聴力障害がある	1			
症状	●体温38.5℃以上である ●手術後である ●症状やADLが急に回復してきた、または悪化してきた ●立ちくらみがある(起立性・低血圧・貧血) ●リハビリを開始し訓練中である	1			
機能障害	●麻痺がある、しびれ感がある ●骨、関節に異常がある(拘縮、変形)	3			
活動領域	●足腰の弱り、筋力の低下がある ●移動に介助が必要である ●寝たきりの状態である ●車椅子・杖・歩行器を使用している ●ふらつきがある	3			
認識力	●見当識障害、意識混濁、混乱がある ●判断力、理解力の低下がある ●記憶力の低下があり、再学習が困難である ●認知症がある ●不穏行動がある	4			

薬剤	●鎮痛薬 ●睡眠安定薬素 ●降圧利尿薬 ●化学療法 ●麻酔薬 ●抗パーキンソン薬 ●浣腸緩下薬	それぞれ1			
排泄	●尿・便失禁がある ●頻尿がある ●トイレ介助が必要 ●尿道カテーテル留置 ●夜間トイレに行く ●トイレまで距離がある	それぞれ2			
患者特徴	●ナースコールを押さないで行動しがちである ●目立った行動を起こしている ●ナースコールを認識できない、使えない ●何でも自分でやろうとする	2			
		合計			
		危険度			

判定

危険度Ⅰ	0〜5点	転倒・転落を起こす可能性がある
危険度Ⅱ	6〜15点	転倒・転落を起こしやすい
危険度Ⅲ	16点以上	転倒・転落をよく起こす

松浦正子監修,多賀真里子,李宗子,中屋ひとみ,他編:スキルアップパートナーズ 全科看護手順.照林社,東京,2011:25.より引用

Check 危険度に準じて転倒・転落への対応策を立てる

第2章 転倒・転落

観察・アセスメント・ケアのポイント

日常生活動作

【日常生活動作の評価指標】

● 日常生活動作は、①基本的なADL（BADL）、②手段的ADL（IADL）に分けることができる。

■ BADLとIADLの評価指標

BADL	● バーセル・インデックス ● カッツ・インデックス ● FIM（機能的自立度評価法）
IADL	● IADL尺度 ● 老研式活動能力指標 ● 障害老人（高齢者）の日常生活自立度（寝たきり度）判定基準

■ 障害老人の日常生活自立度（寝たきり度）判定基準

生活自立	ランクJ	何らかの障害等を有するが、日常生活はほぼ自立しており独力で外出する 1　交通機関等を利用して外出する 2　隣近所へなら外出する
準寝たきり	ランクA	屋内での生活はおおむね自立しているが、介助なしには外出しない 1　介助により外出し、日中はほとんどベッドから離れて生活する 2　外出の頻度が少なく、日中も寝たきりの生活をしている
寝たきり	ランクB	屋内での生活は何らかの介助を要し、日中もベッド上での生活が主体であるが座位を保つ 1　車いすに移乗し、食事、排泄はベッドから離れて行う 2　介助により車いすに移乗する
	ランクC	1日中ベッド上で過ごし、排泄、食事、着替えにおいて介助を要する 1　自力で寝返りをうつ 2　自力で寝返りもうたない
期間		ランクA、B、Cに該当するものについては、いつからその状態に至ったか　　年　　月ごろより（継続期間　　年　　か月間）

※判定にあたっては、補装具や自助具等の器具を使用した状態であっても差し支えない。
厚生省（現厚生労働省）「障害老人の日常生活自立度（寝たきり度）判定基準制作検討会」（1991）

■バーセル・インデックス

食事	10：自立、必要に応じて自助具を使用して、食物を切ったり、調味料をかけたりできる
	5：食物を切ってもらう必要があるなど、ある程度介助を要する
	0：上記以外
車椅子とベッド間の移動	15：移動のすべての階段が自立している（ブレーキやフットレストの操作を含む）
	10：移動の動作のいずれかの階段で最小限の介助や、安全のための声かけ、監視を要する
	5：移動に多くの介助を要する
	0：上記以外
整容	5：手洗い、洗顔、髪すき、歯みがき、ひげそりができる
	0：上記以外
用便動作	10：用便動作（便器への移動、衣服のしまつ、ふき取り、水洗操作）が介助なしにできる
	5：安定した姿勢保持や衣服の着脱、トイレットペーパーの使用などに介助を要する
	0：上記以外
入浴	5：すべての動作を他人の存在なしに遂行できる（浴槽使用でもシャワーでもよい）
	0：上記以外
平地歩行	15：少なくとも45m、介助や監視なしに歩ける（補助具や杖の使用は可、車輪つき歩行器は不可）
	10：最小限の介助や監視下で少なくとも45m歩ける
	5：歩行不可能だが、自力で車椅子を駆動し少なくとも45m進める
	0：上記以外
階段昇降	10：1階分の階段を介助や監視なしに安全に上り下りできる（手すりや杖の使用は可）
	5：介助や監視を要する
	0：上記以外
更衣	10：すべての衣服（靴のひも結びやファスナーの上げ下ろしも含む）の着脱ができる（治療用の補装具の着脱も含む）
	5：介助を要するが、少なくとも半分以上は自分で、標準的な時間内にできる
	0：上記以外
排便コントロール	10：随意的に排便でき、失敗することはない。坐薬の使用や浣腸も自分でできる
	5：ときに失敗する、もしくは坐薬の使用や浣腸は介助を要する
	0：上記以外
排尿コントロール	10：随意的に排尿できる。必要な場合は尿器も使える
	5：ときに失敗する、もしくは尿器の使用などに介助を要する
	0：上記以外

（注）100点満点でも1人住まいが可能というわけではない。
（Mahoney, F, L, Barthel. D. W.：Functional evaluation：The Barthel Index. Md State Med J14（2），61-65，1965の飯島節訳による）

【介護予防のための生活機能評価】

- 地域支援事業における介護予防事業には、介護予防特定高齢者施策と介護予防一般高齢者施策等が含まれている。これらの施策の実施のために、介護予防のための生活機能評価がある。
- 介護予防のための生活機能評価は、「基本チェックリスト」「生活機能チェック」「生活機能検査」で構成される。これにより、特定高齢者（生活機能が低下し要支援・要介護状態になる恐れのある高齢者）の適切な把握、高齢者本人の自己実現に向けた介護予防ケアマネジメントにつなげる。

【高齢者総合的機能評価（CGA）】

- 高齢者総合的機能評価（CGA）は、高齢者を身体的、精神・心理的、社会・環境的側面から包括的に理解する方法である。

■CGAの基本構成

1. ADL
2. IADL
3. 認知能
4. 情緒・気分・幸福度
5. コミュニケーション
6. 社会的環境（家庭環境、介護者、支援体制など）

- CGA7は総合機能評価の最も簡易なスクリーニング検査である。7つの評価内容（①意欲、②認知機能、③手段的ADL、④認知機能、⑤認知機能、⑥基本的ADL、⑦情緒・気分）の質問に対して「問題あり」と判断された場合、各評価内容についてより詳細な総合機能評価を実施する。

■要介護認定の特徴

状態区分	概要
要支援1	基本的な日常生活動作（ADL）は、ほぼ自分で行えるが、立ち上がりの支えなど、なんらかの支援を要する状態
要支援2	薬の内服や金銭管理など手段的日常生活動作（IADL）に、なんらかの支援を要する状態
要介護1	立ち上がりや歩行が不安定で、掃除、入浴などに一部介助を要する状態。軽度の認知症状がある状態
要介護2	立ち上がりや歩行、排泄・入浴などに一部または全面的な介助を要する状態
要介護3	立ち上がりや歩行が自分でできず、排泄・入浴・着がえなどに全面的な介助を要する状態
要介護4	ADLが低下し、要介護3の状態に加え、食事にも介助を要する状態
要介護5	ADLが著しく低下し、意思の伝達も困難で、生活全般にわたって全面的な介助を要する状態

萩野悦子：介護保険制度の整備．北川公子著者代表：系統看護学講座 専門分野Ⅱ 老年看護学 第9版．医学書院，東京，2018：44．より引用

【ICFモデル】

- 2001年にWHOから公表されたICF（国際生活機能分類）は、人間の生活機能と障害の分類法である。これまでのWHO国際障害分類（ICIDH）がマイナス面を分類する考え方であるのに対し、生活機能というプラス面からみることを目的としている。

■ICFモデル

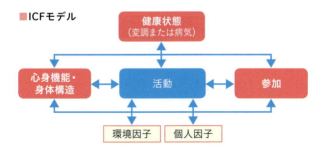

睡眠

●快い睡眠のためには、入眠を妨げる要因を明らかにし、除去していく。

■睡眠のアセスメント項目[1]

睡眠パターン、睡眠習慣、睡眠環境	●24時間の活動と休息 ●就寝時間、入眠困難の有無、起床時間、中途覚醒・昼寝の有無・回数・状況 ●睡眠薬服用の有無 ●入眠前の習慣(睡眠を妨げる習慣はないか) ●それまでの睡眠環境との違い
日中の過ごし方	●昼寝の有無と時間・時間帯 ●日中の活動量
本人の訴え、状態	●睡眠に対する訴えや希望 ●主観的な睡眠の満足度、熟眠感、疲労度、起床時の気分 ●ストレス ●理解力・判断力・セルフケア能力
症状	意識障害、疼痛、瘙痒感、発熱・悪寒、頻尿・尿失禁、腹痛、腹部膨満、空腹感、動悸、呼吸困難、咳嗽、鼻閉、睡眠時無呼吸症候群
服用している薬剤	●降圧薬:悪夢、睡眠パターン ●睡眠薬:日中の精神機能や運動機能の低下、睡眠リズム障害 ●抗うつ薬:抗コリン作用によるめまい、眠気、ふらつき ●抗不安薬:眠気、ふらつき、脱力感 ●抗精神病薬:パーキンソン症状 ●ステロイド:かぶれ、発疹、腫脹、疼痛、瘙痒、嘔吐、食欲不振 ●抗甲状腺薬:瘙痒感、発疹

高齢者ではここに注意！
睡眠障害

■ 高齢者の睡眠の特徴

- 寝つきが悪い(入眠障害)
- 睡眠が浅い
- 何度も目が覚める(中途覚醒)
- 朝早く目が覚める(早期覚醒)
- 熟眠感がない(熟眠障害)
- 夜の睡眠時間が短い
- 夜中の覚醒時間が長い
- 昼寝をする

七田恵子：高齢者の睡眠. 老年精神医学雑誌1998：9：1237-1242. より引用

■ 睡眠への援助方法

- 高齢者と話し合い、高齢者の意思を尊重しながら1日の過ごし方や活動のスケジュールを調整する。起床、就寝、食事、入浴などの時間はなるべく一定にし、規則的な生活習慣となるよう調整する
- 光は、生体リズムを活性化させ、日中の覚醒に有効である。朝はカーテンを開け太陽の光を浴び、日中は自然光に当たる場所で過ごせるようにする
- 日中は、他者との交流をもつ機会を増やし、散歩や軽い体操などの活動を取り入れる。心地よい疲労感は睡眠をもたらすため、高齢者に負担のない程度で行う
- 夕方以降の昼寝は、夜間の睡眠に影響するため、15時前の20〜30分程度にとどめる
- 高齢者の好みや習慣、身体状態に合わせて、寝具の硬さや掛け物の重さ、枕の高さなどを調整する
- 高齢者は体温調整が困難であるため、室温や湿度に配慮する。夏季は室温25〜28℃・湿度65%、冬季は室温16〜20℃・湿度60%程度に調整する
- 夜間は、明るすぎないよう部屋の照明を調整する。転倒予防のために足元灯などを使用する。また、スタッフの巡回時の足音やドアを開閉する際の音、機械音などの騒音をできるだけ除去する

急性期(術後)の看護

● 術後は、呼吸・循環状態が不安定であり、術後合併症を起こしやすい。侵襲を受けた身体の回復過程の理解と、適切な観察が重要となる。

■術後の観察ポイント

観察項目	内容
循環状態	●血圧、脈拍(数、緊張、不整脈) ●循環血液量、末梢循環(皮膚の色調、湿潤・発汗、冷汗)
呼吸状態	●呼吸数、呼吸パターン、副雑音 ●皮膚の色調、チアノーゼ
意識・覚醒状態	●意識レベル、四肢の感覚および神経症状・運動機能 ●術後せん妄の有無
創部の状態	●出血・滲出液の有無(量・性状) ●創部・周囲皮膚の変化
消化器症状	●悪心、嘔吐、腹部膨満、排ガス、排便(色・性状)
痛みの状態	●程度(VAS・NRS・フェイススケール、右図)、部位、時間、鎮痛薬の服用状況 ●安静や安眠、体位(安全・安楽か)、咳嗽・深呼吸の可否
静脈ライン (末梢静脈、中心静脈など)	●指示された薬剤の与薬状況(6Rの確認) ●刺入部疼痛・閉塞や輸液漏れ、静脈炎、接続ルートの緩みや外れ、固定テープの剥がれや汚染などの有無
各種カテーテル・ドレーン類	●カテーテル・ドレーン類の種類・数・固定位置(抜けていないか)、周辺皮膚組織の炎症の有無、カテーテル・ドレーン類からの滲出液や出血の性状と量、ドレーンの排液のアセスメントは右表参照
水分出納 (IN TAKE/OUT PUT)	●IN/OUT計算とバランス IN :点滴・静脈注射などの輸液量、輸血、経口摂取、経管栄養 OUT:尿量、便、各種カテーテル・ドレーン類からの排液、ガーゼ出血量、発汗の程度

■術後合併症の出現時期のめやす

	術後24時間	1~2日	3日	7日目	10日目
術後せん妄	→	→	→		
呼吸器合併症	気道閉塞 →	無気肺 →	術後肺炎 →	→	→
循環器合併症	後出血 → 不整脈 →	→	→		
縫合不全			→	→	→
深部静脈血栓症		→	→	→	→
イレウス		→	→	→	→
創部感染			→	→	→

第2章 急性期(術後)の看護

■ドレーンの排液のアセスメント

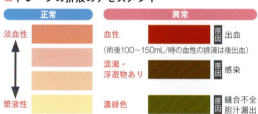

■フェイススケール

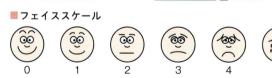

マンガ的に表した顔の表情で、自分の痛みがどこにあたるかを患者さん自身に指し示してもらう。

■術後過程と生体反応（ムーアの分類）[2,3]

	第Ⅰ相	第Ⅱ相	
	傷害期（または異化期） 術後2〜4日	**転換期** 術後3〜7日目から1〜2日間	
臨床所見	●頻脈傾向、翌日正常化 ●体温上昇（約1℃） ●周囲（食事、見舞客など）への関心の欠如 ●疼痛の少ない・楽な姿勢から動こうとしない ●腸蠕動・分泌は減弱〜消失	●脈拍・体温は正常化 ●周囲への関心が戻る ●創痛が消失し、体動が容易となる ●食欲・腸分泌運動も回復する ●動く意欲はあるが、体力回復は不十分	
内分泌状態	●副腎刺激状態 　{ 髄質：アドレナリン、ノルアドレナリン 　 皮質：ACTH、コルチコイド ●尿中17OHCS↑ ●アルドステロン分泌↑ ●ADH 分泌↑	●副腎機能の活動は正常化する ●尿中17OHCS、好酸球は正常化	
代謝・生化学的状態	●タンパク異化の亢進（骨格筋タンパクが動員される） ●尿中窒素排泄の増加：窒素平衡は負となる ●抗利尿作用：水分保持傾向 ●尿量減少、尿浸透圧↑ ●尿中K↑、Na↓、Cl↓	●尿中窒素排泄の減少：窒素平衡は負→正に戻る（しかし、タンパク合成は十分なカロリー補給がないと起こらない） ●水分・塩分の利尿、尿中K↓、Na・Cl↓、Kの平衡は正常化する	
術創	●術創の疼痛あり ●創の癒合、張力は弱く、糸を切れば容易に離開	●術創痛は消失、創癒合し、張力完成	

56　成人・老年看護実習クイックノート

第Ⅲ相	第Ⅳ相
筋力回復期（または同化期） 術後2〜5週	脂肪蓄積期 術後1〜数か月後
● 体動に苦痛がなくなり、体力も伴い運動が可能 ● 食欲も良好、便通正常化	● 体力の十分な回復 ● 日常生活に戻る ● 体重の増加
● 副腎機能は正常、ホルモンの影響はなくなる	● 性機能回復
● タンパク質合成、窒素平衡は正（脂肪合成はない） ● 体重90〜120g/日増加	● 脂肪合成 ● 体重75〜150g/日増加
● 術創痛はまったく消失 ● 赤色瘢痕	● 白色瘢痕

第2章 急性期（術後）の看護

観察・アセスメント・ケアのポイント

慢性期の看護

- 慢性期の特徴として、病気そのものの完治はほとんど望めない。そのため、生活の中で病気とともに生きることが慢性期看護にとって重要となる。

【病みの軌跡】

- 慢性期という長期にわたる経過の中での患者の特徴をとらえるうえで「病みの軌跡」が有効である。

■病みの軌跡

	局面	定義
1	前軌跡期	病みの行路が始まる前、予防的段階、徴候や症状がみられない状況
2	軌跡発現期	徴候や症状がみられる。診断の期間が含まれる
3	クライシス期	生命が脅かされる時期
4	急性期	病気や合併症の活動期。その管理のために入院が必要となる状況
5	安定期	病みの行路と症状が養生法によってコントロールされている状況
6	不安定期	病みの行路や症状が養生法によってコントロールされていない状況
7	下降期	身体的状態や心理的状態が進行性に悪化し、障害や症状の増大によって特徴づけられる状況
8	臨死期	数週間、数日、数時間で死に至る状況

ピエール ウグ編著, 黒江ゆり子, 市橋恵子訳:慢性疾患の病みの軌跡 コービンとストラウスによる看護モデル. 医学書院, 東京, 1995:13. より引用

【活用できる社会資源】

●生活を支える社会資源を把握しておくことは、慢性期看護にとって重要である。

■成人期の主な社会資源

高額療養費制度	医療費の支払いが高額になった場合、負担を軽減するために、一定の金額（自己負担限度額）を超えた部分について公的医療保険から払い戻しをする制度。限度額適用認定証を用いると窓口での支払いも限度額内となる
傷病手当金	病気やけがで療養中の場合、その生活を保障するための制度
障害年金	病気やけが等によって一定の障害状態になったときに生活を保障するために支給される年金
障害手当金（厚生年金）	業務上のけがや病気により、障害年金の対象にならない軽度の障害が残った場合、一度だけ支給されるもの
身体障害者手帳による福祉サービス	身体に障害が残った人の日常生活において、助成が受けられるようにするもの
重度心身障害者医療費助成制度	重度の障害のある人の医療費を助成する制度。身体障害者手帳1～3級（ただし3級の場合は、心臓、腎臓、呼吸器、膀胱、直腸、小腸、ヒト免疫不全ウイルスによる免疫、肝臓の機能障害のうちのいずれかの障害に限る）
介護保険	要介護・要支援の状態になった人に対して自立した生活を営むことができるよう必要な保健・医療・福祉サービスを行う ●第1号被保険者：65歳以上 ●第2号被保険者：40歳以上～65歳未満かつ医療保険加入者で特定疾病により介護や支援が必要と認められた者
成年後見制度	判断能力が不十分となった場合、法律面や生活面での支援をする制度

 Check 病院の中で社会資源に関して困りごとが発生した場合、相談窓口や地域連携室を活用する

終末期の看護

- 終末期とは、身体的な機能の回復や完治が見込めず、死が避けられない状態のことを示す。患者・家族のQOLの維持・向上に努め、充実した時間をともに過ごせるよう支援することが重要となる。
- 終末期看護には、❶疼痛・症状マネジメント、❷意思決定支援、❸家族ケア、❹QOL尊重の視点が重要となる。

■ 終末期看護に関する用語

ターミナルケア	終末期にある患者に対する看護
緩和ケア	生命を脅かす疾患による問題に直面している患者とその家族に対し、疾患の早期より、痛みや身体的・心理社会的・スピリチュアルな問題に関して的確な評価を行い、それが障害とならないように予防・対処することでQOLを改善するアプローチ
エンドオブライフケア	診断名、健康状態、年齢にかかわらず、生が終わるときまで最善の生を生きることができるように支援すること
グリーフケア	大切な人の死に関する悲嘆に対してケアすること

【疼痛・症状マネジメント】

- 痛みのアセスメントはフェイススケールなどを用いて客観的に評価できるようにする。

■ 痛みの観察項目

- 痛みの部位・強さ・持続時間
- 痛みの表現
- 痛みの増強するとき
- 1日の中での痛みの変化
- 夜間の睡眠状態
- 患者の希望

■WHO（世界保健機関）のがん性疼痛に対する鎮痛薬使用の5原則

❶ 可能な限り経口投与とする
❷ 時刻を決めて規則正しく使用する
❸ WHO3段階除痛ラダーに沿って効力の順に薬剤を選択する
❹ 患者ごとに個別的な有効量を決定し投与する
❺ 服用に際して細かい配慮を行う

■WHO（世界保健機関）の3段階除痛ラダー

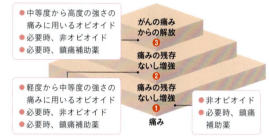

【臨終時の身体的変化】

●終末期では、臨終時の身体的変化に注意した観察が必要である。

■終末期に注意すべき観察項目

循環	血圧低下、皮膚蒼白、チアノーゼ、尿量低下、四肢の体温低下、冷汗、脈拍の触知不能
呼吸	不規則な呼吸、チェーン・ストークス呼吸、下顎呼吸、鼻翼呼吸、喘鳴
意識	見当識障害、傾眠傾向、意識の低下、刺激への反応低下
反射・筋	舌根沈下、筋緊張の低下

介護サービスの利用手続き

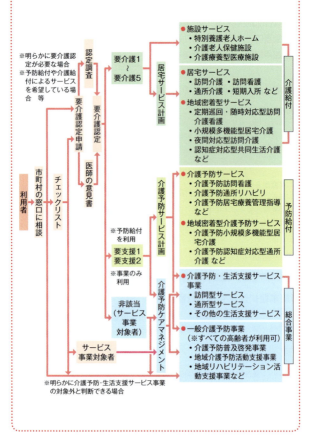

第3章
実習でよく出合う疾患のポイント

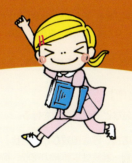

成人看護学実習、老年看護学実習で受け持つ患者さんでよく出合う疾患について、簡潔にポイントをまとめました。疾患の知識をおさえて、第2章の観察・アセスメント・ケアの視点を入れながら、日々の看護を組み立てていきましょう。

肺炎

【病態・分類・症状】

- 肺炎は、病原微生物などの侵入による肺実質の炎症である。
- 病原微生物の増殖により、肺胞内や肺胞壁に炎症細胞が浸潤し、発熱や咳嗽、喀痰などの炎症症状が出現する。
- 罹患場所により、**市中肺炎（CAP）**、**医療・介護関連肺炎**（NHCAP）、**院内肺炎（HAP）** に分けられる。
- 唾液や胃液とともに細菌が肺に流れ込んで生じる**誤嚥性肺炎**は、高齢者肺炎の70％以上を占める。

■主な症状

主要症状	発熱、咳嗽、喀痰、呼吸困難、胸膜に炎症が進展すると胸痛など
随伴症状	食欲不振、倦怠感、筋肉痛、関節痛、頭痛、脈拍数↑、呼吸数↑、脱水など
合併症	低酸素血症、肺化膿症、胸膜炎、膿胸、敗血症、髄膜炎など

【検査・診断・治療】

- 以下の検査や所見などで臨床診断を行う。

> ❶ 発熱、咳嗽、喀痰、呼吸困難などの症状
> ❷ 肺胞呼吸音減弱・断続性副雑音の聴取、胸部打診で濁音の聴取、声音振盪の増強
> ❸ 血液検査で炎症所見：白血球数（細菌性肺炎で好中球↑）・CRP（C反応性タンパク）↑、赤血球沈降速度（ESR）亢進
> ❹ 胸部X線検査で陰影（浸潤影、**右上図**）

- 病原微生物の特定：喀痰グラム染色検査、喀痰菌培養検査、血清抗体価測定、尿中抗原

■肺炎のX線画像の例

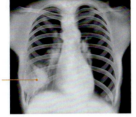

浸潤影

滲出液が貯留することで
空気の含有量が減少し、
白く写る。

■主な治療法

全身管理	●安静療法、栄養補給、電解質のバランス、輸液(脱水予防)
薬物療法 (抗菌薬)	●原因微生物が特定されないうちは、通常、エンピリック(経験的)治療を行う ●エンピリック治療に使用する抗菌薬： 　細菌性肺炎→ペニシリン系、セフェム系、カルバペネム系 　非定型肺炎→マクロライド系、テトラサイクリン系、ニューキノロン系 ●病原微生物が特定されたら、感受性のある抗菌薬を使用する
対症療法	●解熱薬(発熱)、酸素吸入(呼吸困難)、去痰薬(喀痰の喀出)

【ケア】

■観察項目とケア

観察項目	●呼吸状態：呼吸数・リズム・深さ、SpO_2、呼吸音：エア入り左右差・両肺野副雑音 ●咳嗽：乾性・湿性、喀痰：色・性状・量 ●努力呼吸(鼻翼呼吸・陥没呼吸・起座呼吸・補助呼吸筋の使用など)の有無 ●チアノーゼ、呼吸困難の有無
ケア	●酸素吸入の実施(医師の指示による) ●安静の保持、安楽な体位の確保(セミファーラー位は呼吸がしやすい) ●栄養・水分出納の管理(水分摂取は排痰援助にもつながる) ●吸引、ネブライザー吸入、体位ドレナージなどによる排痰援助

慢性閉塞性肺疾患（COPD）

【病態】

- 慢性閉塞性肺疾患（COPD）は、タバコ煙を主とする有害物質を長期に吸入・曝露することで生じる肺の炎症性疾患である。
- 気流閉塞は、末梢気道病変と肺気腫性病変がさまざまな割合で複合的に作用することによって起こる。通常は進行性である。
- 臨床的には、徐々に生じる労作時の呼吸困難や慢性の咳・痰を特徴とするが、これらの症状に乏しいこともある。

【症状】

■COPDの主な症状

自覚症状	● 労作時呼吸困難、慢性的な咳嗽・喀痰
他覚症状	● 肺の過膨張によるビア樽状胸郭（胸郭の前後径が増大する） ● 努力呼吸に伴う胸鎖乳突筋（呼吸補助筋）の肥大 ● 気道内圧を高めようとする口すぼめ呼吸（息を吐くときに口をすぼめる） ● 呼吸音が減弱、呼気の延長 ● 右心不全症状：頸静脈怒張、下肢浮腫

ビア樽状胸郭

胸郭の前後：左右径が
1：1になる

口すぼめ呼吸

息を吐くときに
口をすぼめる

【検査・診断】

- 呼吸機能検査、画像検査などを行い、病期を分類して治療方針を決定する。

■COPDの診断基準

❶気管支拡張薬投与後のスパイロメトリーで1秒率（FEV_1/FVC）が70%未満であること
❷他の気流閉塞をきたし得る疾患を除外すること

● 長期にわたる喫煙歴がある場合、慢性に咳、喀痰、労作時呼吸困難などがみられる患者に対してはCOPDを疑う。

日本呼吸器学会COPDガイドライン第4版作成委員会編：COPD（慢性閉塞性肺疾患）診断と治療のためのガイドライン　第4版．メディカルレビュー社，東京，2013：28．より一部改変して転載

■COPDの病期分類

	病期	定義
Ⅰ期	軽度の気流閉塞	$\%FEV_1 \geqq 80\%$
Ⅱ期	中等度の気流閉塞	$50\% \leqq \%FEV_1 < 80\%$
Ⅲ期	高度の気流閉塞	$30\% \leqq \%FEV_1 < 50\%$
Ⅳ期	きわめて高度の気流閉塞	$\%FEV_1 < 30\%$

気管支拡張薬投与後の1秒率（FEV_1/FVC）70%未満が必須条件。

日本呼吸器学会COPDガイドライン第4版作成委員会編：COPD（慢性閉塞性肺疾患）診断と治療のためのガイドライン　第4版．メディカルレビュー社，東京．2013：30．より転載

1秒量（FEV_1）	最初の1秒間で吐き出せる息の量
努力肺活量（FVC）	思い切り息を吸ってから強く吐き出したときの息の量
1秒率（FEV_1,%）	FEV_1値をFVC値で割った値（COPDの診断に必須）
対標準1秒量（$\%FEV_1$）	性、年齢、身長から求めたFEV_1の標準値に対する割合

【治療】

● 禁煙指導、薬物療法、酸素療法、呼吸リハビリテーション、栄養管理、インフルエンザワクチンの投与などを行う。
● 重症例では在宅酸素療法（HOT）の適応となる。

■在宅酸素療法の適応基準

❶$PaO_2 \leqq 55$ Torr
❷$PaO_2 \leqq 60$ Torrで、睡眠時または運動負荷時に著しい低酸素血症をきたす

■ 安定期COPDの管理

管理法		外科療法 換気補助療法
		酸素療法
		吸入ステロイド薬*
		長時間作用性抗コリン薬・β2刺激薬の併用 (テオフィリンの追加)
		長時間作用性抗コリン薬またはβ2刺激薬 (必要に応じて短時間作用性気管支拡張薬)
		呼吸リハビリテーション(患者教育・運動療法・栄養管理)
		禁煙・インフルエンザワクチン接種・全身併存症の診断と管理
管理目安	FEV_1の低下	症状の程度 (呼吸困難/運動能力・身体活動性の低下/繰り返す増悪)
	Ⅰ期	Ⅱ期　　　　Ⅲ期　　　　Ⅳ期
疾患の進行	軽症 ➡ ➡	➡ ➡ ➡ ➡ ➡ 重症

重症度はFEV_1の低下だけではなく、症状の程度や増悪の頻度を加味し、重症度を総合的に判断したうえで治療法を選択する。

*増悪を繰り返す症例には、長時間作用性気管支拡張薬に加えて吸入ステロイド薬や喀痰調整薬の追加を考慮する。

日本呼吸器学会COPDガイドライン第4版作成委員会編:COPD(慢性閉塞性肺疾患)診断と治療のためのガイドライン 第4版. メディカルレビュー社, 東京. 2013:64. より転載

【ケア】

■ 観察項目とケア

観察項目	● 呼吸状態:呼吸数、呼吸パターン、呼吸困難の程度、SpO_2、チアノーゼ、呼吸補助筋の使用など
ケア	● 呼吸困難への援助:観察、安静、安楽な体位の工夫、不安の軽減、医師の指示のもと酸素療法・薬物療法の確実な実施 ● 禁煙指導 ● 感染予防行動→感染による急性増悪を防ぐため ● 呼吸リハビリテーション 　・運動療法:平地歩行・階段昇降・踏み台昇降など全身持久力トレーニング、筋力トレーニング、ストレッチ 　・呼吸訓練・排痰法:口すぼめ呼吸、腹式呼吸、体位ドレナージ ● 社会資源の利用:介護保険、身体障害者手帳の取得などの情報提供

呼吸機能検査

- 換気機能をみる呼吸機能検査は、スパイロメータを用いて行う。肺活量、1秒量、1秒率などが測定できるが、特に1秒率はCOPDの診断には必須である。
- フローボリューム曲線は、スパイログラム（肺気量分画）を変化させて、縦軸に呼気流速、横軸に呼出量をとって描かれたものである。

■換気障害の分類

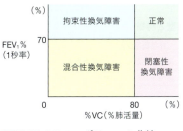

- 拘束性換気障害（%肺活量が80%未満）：肺線維症、間質性肺炎
- 閉塞性換気障害（1秒率が70%未満）：COPD、気管支喘息

■COPDのフローボリューム曲線

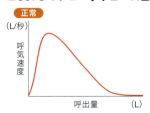

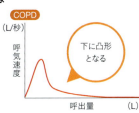

下に凸形となる

肺がん

【病態】
- 肺に発生する悪性腫瘍の総称である。
- 肺がんの危険因子には、喫煙、アスベスト、クロム、ニッケル、ラドン、ディーゼルエンジンの排ガス、放射線などがある。
- ブリンクマン指数（喫煙指数）は、喫煙年数×1日の喫煙本数で求められる。
- ブリンクマン指数400以上で肺がん危険群、600以上で肺がん高度危険群である。

■肺がんの代表的な組織型と特徴

組織型	非小細胞がん			小細胞がん
	腺がん	扁平上皮がん	大細胞がん	
好発部位	肺野	肺門	肺野	肺門
画像所見	胸膜陥入像。末梢の気管支や血管の収束	空洞形成	境界明瞭な凹凸像	肺門縦隔リンパ節腫大
進行の速さ	やや速い	比較的遅い	やや速い	非常に速い
性別	女性に多い	男性に多い	やや男性に多い	男性に多い
喫煙との関連	あり	強い	あり	強い
発生率	約45〜50%	約30〜35%	約5%	約15%

【症状・転移】

- 初期には症状がないことが多い。
- 進行とともに、咳嗽、喀痰、血痰、呼吸困難などの呼吸器症状が現れる。

■ その他の症状

上大静脈症候群	● 原因：がんの浸潤・増殖による上大静脈の圧迫 ● 症状：顔面・上肢の浮腫、静脈の怒張
嗄声	● 原因：がんの縦隔への浸潤による反回神経の圧迫
ホルネル症候群	● 原因：がんの頸部交感神経節への浸潤・圧迫 ● 症状：眼瞼下垂、縮瞳、眼球陥没、発汗減少

■ 転移

血行性転移	● 肺がん・小細胞がんに多い ● 脳転移・肝転移・骨転移が多い
リンパ行性転移	● 肺内リンパ節→肺門リンパ節→縦隔リンパ節→静脈角と転移する
浸潤	● 胸膜・心膜に浸潤し、がん性胸膜炎（胸水貯留→呼吸困難）、がん性心膜炎（→心タンポナーデ）を起こす

【検査・診断・治療】

- まず胸部X線、胸部CTなどでスクリーニングし、異常陰影がみられたら喀痰細胞診や気管支鏡検査、生検などを行い確定診断する。
- TNM分類*によって病期（Stage）分類を行い、治療方針を決定する。
- Stage分類により、手術療法（肺葉切除術、肺全摘術、縮小術）、化学療法、放射線療法を組み合わせて行う。

*【TNM分類】T（腫瘍の大きさ、浸潤の深さ）、N（リンパ節転移の有無と広がり）、M（遠隔臓器への転移の有無）で、がんの進行度を示す。

第3章 肺がん

■ 肺がんの腫瘍マーカー

非小細胞がん	● CYFRA21-1 ● CEA（がん胎児性抗原） ● SCC（扁平上皮がん抗原） ● SLX ● CA125
小細胞がん	● NSE（神経特異エノラーゼ） ● proGRP（ガストリン放出ペプチド前駆体）

【ケア】

■ 観察項目とケア

観察項目	● 咳嗽、喀痰の性状、血痰の量、呼吸困難、チアノーゼ、SpO_2 ● 感染徴候：発熱、白血球、CRPなど ● 悪心・嘔吐 ● 脱水症状：飲水量、皮膚の状態、意識状態など
ケア	● 呼吸困難への援助：観察、安静、安楽な体位の工夫、不安の軽減、医師の指示のもと酸素療法・薬物療法の確実な実施 ● 禁煙指導 ● 呼吸リハビリテーション ・運動療法：平地歩行・階段昇降・踏み台昇降など全身持久力トレーニング、筋力トレーニング、ストレッチ ・呼吸訓練・排痰法：口すぼめ呼吸、腹式呼吸、体位ドレナージ ・栄養管理 ● 社会資源の利用：介護保険、身体障害者手帳の取得などの情報提供 ● 手術：がんの範囲によって開胸術による肺葉切除＋リンパ節郭清、侵襲の少ない胸腔鏡下切除術（VATS）が選択される ・術前：呼吸訓練、排痰法、禁煙指導など ・術後：排痰援助、胸腔ドレーン管理（p.73参照）、疼痛管理、早期離床

胸腔ドレーンの管理

- 術後の胸腔ドレーンは、手術に伴う胸腔内の血液・浸出液を体外に排出する目的で行う。
- ドレーン挿入中はバイタルサイン、呼吸音の左右差、皮下気腫の有無を観察するとともに、排液の性状・量を観察する(排液のアセスメントはp.55参照)。
- ドレーンの屈曲・閉塞を予防し、定期的に刺入部を観察する。また、ドレーンが挿入部から抜けていないか、感染徴候がないか確認する。

■ **胸腔ドレーン挿入中の観察項目**

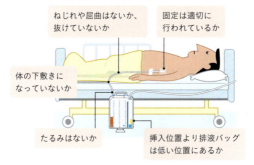

Check 水封室の呼吸性移動を観察しよう

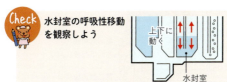

虚血性心疾患

- 主に動脈硬化が原因で引き起こされる冠(状)動脈の狭窄・閉塞によって心筋への血液供給が減少・停止する病態である。
- 虚血性心疾患は、慢性冠動脈症候群と急性冠症候群(ACS)に分けられる。

■ 虚血性心疾患の分類

慢性冠動脈症候群	冠れん縮性狭心症	狭窄は顕著ではないが、冠状動脈のれん縮による一過性の狭窄
	労作性狭心症	冠状動脈にアテロームによる狭窄があり血流が障害され心筋虚血が起こる
急性冠症候群(ACS)	急性心筋梗塞(AMI)	アテロームが破綻して血栓が生じ内腔が完全に閉塞する
	不安定狭心症	アテロームが破綻して血栓が形成され狭窄を生じる

- 動脈硬化の危険因子には、加齢、性別(男性に多い)、遺伝に加えて、高血圧、脂質異常症、糖尿病、高尿酸血症、生活習慣(喫煙、肥満、運動不足、ストレス、性格)などがある。

■ 冠状動脈の分類

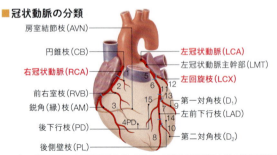

※図中の番号は、AHA(米国心臓協会)分類で、冠動脈造影(CAG)で観察可能な動脈を15の解剖学的区域に分けたもの。臨床で冠状動脈病変の位置を示すときに用いられる。

狭心症／急性心筋梗塞

【病態】

- 狭心症は、一過性の心筋虚血によって狭心痛をきたす臨床症候群である。心筋壊死は伴わない。冠状動脈の閉塞や狭窄により、その血流領域の心筋が壊死に陥った状態が心筋梗塞である。
- 急性冠症候群（ACS）は、冠状動脈内の動脈硬化によって形成された不安定プラークが破綻や剥離を起こして急激に血栓ができ、冠状動脈内腔が狭窄、一部閉塞する病態すべてをいう。狭心症や急性心筋梗塞も含まれる。

【分類】

■狭心症の分類（発作の様態別）

分類	病因	発作の様態
不安定狭心症	冠状動脈内血栓	初回発作および繰り返す発作
冠れん縮性狭心症	冠状動脈の機能的れん縮	早朝など安静時に起こる
労作性狭心症	動脈硬化による器質的狭窄	労作によって発作が誘発されるが、安静時には出現しない

■心筋梗塞の分類（発症時期）

急性心筋梗塞	〜3日
亜急性心筋梗塞	〜30日
陳旧性心筋梗塞	30日〜

※他に、筋層内範囲による分類、梗塞部位による分類がある。

【症状】

● 狭心症と急性心筋梗塞では胸痛に特徴的な違いがある。

■ 狭心症と急性心筋梗塞の胸痛の特徴

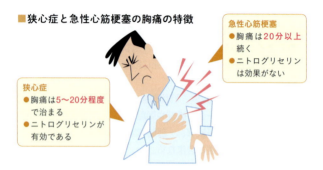

【検査・診断】

● 血液生化学検査、心電図検査、心エコー、心臓カテーテル検査などを行う。

■ 主な検査指標

血液生化学検査	ミオグロビン、WBC、心筋トロポニン、CK、AST(GOT)、LDH
心電図検査	ST上昇→急性心筋梗塞、ST低下→狭窄・不安定狭心症を疑う

【治療】

● 心筋梗塞では確定診断後、緊急冠状動脈造影検査を行って治療方法を決定する。
● 治療法には再灌流療法(p.77表)と薬物療法がある。手術適応は、冠状動脈病変の解剖学的部位によって決定される。

■再灌流療法

血栓溶解療法	●血栓溶解薬（ウロキナーゼ、組織型プラスミノーゲンアクチベーター[t-PA]）を用いて血栓を溶かす ●発症後6時間以内に行う
経皮的冠状動脈インターベンション(PCI)	●冠状動脈の狭窄部位までロータブレータやステントを進め、血管を拡張する内科的治療である ●発症後6時間以内に行う ●急性心筋梗塞に対しては血栓溶解療法よりもPCIのほうが効果が高い
冠状動脈バイパス術(CABG)	●病変末梢にバイパス可能な血管があり、血流の再開が有効である場合に行う外科的治療である

【ケア】
■観察項目とケア

観察項目		●問診：胸痛の発症時刻・性質・部位・持続時間、ニトログリセリンの効果の有無、放散痛、随伴症状 ●視診：顔色、末梢循環動態、体位 ●聴診：異常呼吸音（断続性副雑音など）、過剰心音（ギャロップ音） ●心臓手術後早期：術出血、心タンポナーデ、ガス交換障害、虚血性変化、低心拍出量症候群、重症不整脈、高血圧、中枢神経系の異常など
ケア	急性期	●合併症（不整脈、心不全、心原性ショック）への対応 ●輸液の管理 ●酸素吸入・人工呼吸管理 ●激しい胸痛などに対する不安への対応 ●排便コントロール（便秘になりやすいため）
	回復期	●早期からの心臓リハビリテーションの実施
	服薬指導	●ニトログリセリンは日常生活において携帯し、胸痛発作時の使用方法（血圧低下が生じることもあるため、腰かけたり、横になった体位で使用する）や異常時の対応について説明する
	生活習慣の改善	●食事は減塩、エネルギー制限とする ●排便コントロール：便秘予防（努責を防ぐため） ●禁煙 ●激しい運動を避け、規則正しい生活リズムを維持する

第3章

狭心症／急性心筋梗塞

実習でよく出合う疾患のポイント 77

心不全

【病態・分類】

- 心不全とは一般的には、「心臓が悪いために、息切れやむくみが起こり、だんだん悪くなり、生命を縮める病気」(日本循環器学会、日本心不全学会)である。多くの心疾患が心不全に至る可能性がある。
- 臨床的に、急性心不全と慢性心不全(心不全への進行速度)、左心不全と右心不全(症状や身体所見)、収縮不全と拡張不全(低下する心機能)などのように分類される。
- 右心不全の多くは左心不全に続発する。右心不全を併発したものを両心不全という。

【症状】

■心不全の主な症状

左心不全症状	主に心拍出量低下と肺うっ血の症状がみられる	● 初期には労作時の息切れや動悸、易疲労感のみで安静時には無症状 ● 重症化すると発作性夜間呼吸困難や起座呼吸を生じ、安静時でも呼吸困難や動悸がある
右心不全症状	主に静脈圧上昇による症状がみられる	下腿浮腫、体重増加、腹部膨満感、食欲不振、悪心・嘔吐、便秘など
心拍出量低下の症状		● 易疲労感、四肢冷感、集中力低下、睡眠障害、傾眠傾向、チアノーゼ、腎血流量変化に伴う乏尿・夜間多尿など

- 肺水腫:肺の毛細血管から血液中の水分が血管の外に漏れ出し、肺胞内に水が異常にたまっていること
- 肺うっ血:血流が滞ることで肺の血管内の血液が増加した状態。肺うっ血が進行することで肺水腫につながる

【検査・診断】

- ●心不全症状（p.78）の重症度に下記の検査項目を併せて診断する。
- ●心不全の程度・重症度を示す分類には、NYHA分類、Killip分類、Forrester分類（下図）などがある。

■主な検査

血液検査	BNP↑、ANP↑
胸部X線検査	心陰影の拡大（心胸郭比↑）、急性肺水腫では左右対称の蝶形陰影

■Forrester分類と治療法

L/分/m²

I群		II群	
正常		心不全	
●肺うっ血（−） ●末梢循環不全（−）	治療 ●モニター監視のみ	●肺うっ血（+） ●末梢循環不全（−）	治療 ●利尿薬 ●血管拡張薬
III群		IV群	
循環血液量不足		ショック	
●肺うっ血（−） ●末梢循環不全（+）	治療 ●輸液 ●強心薬	●肺うっ血（+） ●末梢循環不全（+）	治療 ●利尿薬 ●血管拡張薬 ●強心薬 ●IABP、PCPS

心係数（CI）
2.2

0　　　　　　　　　　18　　　　mmHg
肺動脈楔入圧（PCWP）

心係数（CI）
- ●心拍出量を体表面積で除した値
- ●基準値：2.5〜4L/分/m²

肺動脈楔入圧（PCWP）
- ●左室拡張圧と等しい
- ●基準値：8〜12mmHg

【治療・ケア】

●心不全のリスクや程度により、食事療法、薬物療法、補助循環療法などで原因疾患や合併症の予防・治療を行う。

■ 主な治療法

薬物療法	● 強心薬、利尿薬、ACE阻害薬、β遮断薬などを服用する ● ジギタリス製剤などの強心薬（心臓の収縮力を強くする）の副作用に、ジギタリス中毒がある。初期症状に、食欲不振、悪心・嘔吐、めまい、黄視、期外収縮などの不整脈があるので注意する
補助循環療法	● **適応**：薬物療法に抵抗がある場合、心原性ショックを起こした場合、末期心不全で血行動態を維持できない場合 ● **大動脈内バルーンパンピング(IABP)**：大腿動脈から腹大動脈にバルーンカテーテルを挿入し、心拍に同期させバルーンを拡張・収縮させる ● **経皮的心肺補助装置(PCPS)**：大腿動・静脈を経皮的に穿刺または外科的に送・脱血管を挿入し、人工心肺装置を用いて心肺補助を行う ● **補助人工心臓(VAS)**：心臓近くに人工心臓を設置して行う

■ ケアのポイント

観察項目	心不全症状(p.78)の観察
ケア	● 呼吸困難の緩和：酸素投与、排痰促進、静脈還流の促進、安楽な体位の工夫（起座呼吸を勧めるなど） ● 利尿薬使用時の観察：体重変動、電解質バランス

Check 心臓の代償機構

心臓のポンプ機能が低下すると、循環血液量を維持しようと交感神経やレニン・アンジオテンシン・アルドステロン系の活性による代償機構がはたらく。長時間代償機構がはたらくことで心臓への負担が増大し、さらにポンプ機能が低下し心不全が進行する

循環器系で行う検査

- 循環器系で行う検査には、心電図検査、心エコー、CT、MRI、心臓核医学検査、心臓カテーテル検査などがある。

【心電図（ECG）検査】

- 心電図は、心筋の緊張と弛緩によって起こる電気の流れを記録するものである。
- 標準肢誘導、単極肢誘導、胸部誘導の3つの方法があり、これらを組み合わせた標準12誘導が一般的である。
- 測定方法にはベッドサイドで行えるモニター心電図、持ち運びがしやすいホルター心電図、安静時にわかりにくい病変の発見に用いる負荷心電図がある。
- 標準12誘導心電図では、手首・足首・胸にそれぞれ電極を装着する。

■ 心電図の電極装着位置（胸部）

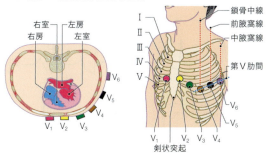

[手と足の電極の色] 左手→黄、右手→赤、右足→黒、左足→緑

実習でよく出合う疾患のポイント 81

■ 心電図の基本波形

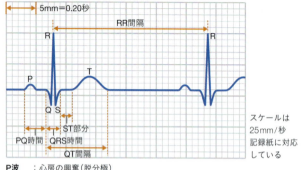

スケールは25mm/秒記録紙に対応している

P波：心房の興奮(脱分極)
QRS波：心室の興奮(脱分極)
T波：心室の興奮(脱分極)からの回復(再分極)

■ 覚えておきたい異常波形

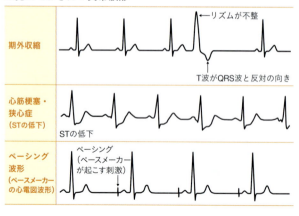

期外収縮	リズムが不整 / T波がQRS波と反対の向き
心筋梗塞・狭心症 (STの低下)	STの低下
ペーシング波形 (ペースメーカーの心電図波形)	ペーシング(ペースメーカーが起こす刺激)

【心エコー】

●超音波を心臓に当て、その反射によって形態やはたらきを調べる方法である。

■心エコーの主な種類

種類	検査対象
断層心エコー	大動脈、左心房・左心室の位置と大きさ、僧帽弁、乳頭筋、大動脈弁、心尖部
Mモード心エコー	心臓の内径や壁の厚みの計測と動き
ドプラ心エコー	血流の向きや速度の計測、異常な血流の検出

【CT、MRI】

●単純CTではX線を照射し、身体の断面を画像化する。造影CTでは、心臓や大血管、動脈血管の内部を詳しく観察できる。近年ではマルチスライスCTを用いて、狭心症や心筋梗塞の診断を行う施設も増えている。

●MRIでは磁気を利用し、任意の方向で心臓の動きや断層像などが確認できる。

【心臓核医学検査】

●心筋に取り入れられやすいアイソトープが放出する放射線を利用して、心臓の断層像などが確認できる。心筋梗塞や心筋虚血の確認、代謝状況から心筋バイアビリティー（生存能）を評価し治療の評価を行う。

第3章 循環器系で行う検査

心臓カテーテル検査

- 局所麻酔したうえで静脈または動脈にカテーテルを穿刺し撮影する部位(冠状動脈)まで進め、造影剤を注入し撮影することで心臓・大血管の内圧・容積などの測定、冠状動脈の狭窄の有無を確認する。検査とともに治療も行うことができる。
- 侵襲を伴う検査のため、全身状態・基礎疾患の存在・活動度などを考慮する必要がある。また造影剤を使用するため、アレルギー・腎疾患の既往の有無にも注意が必要である。

■ 心臓カテーテル検査の種類

	名称	特徴(検査からわかること)
右心	右室造影(RVG)	右室の形態運動、三尖弁閉鎖不全の有無・程度
	肺動脈造影(PAG)	肺動・静脈瘻・肺動脈閉塞・左(心)房内血栓・左房腫瘍の有無
左心	冠状動脈造影(CAG)	冠状動脈狭窄の部位・程度・側副血行路の有無・程度
	左室造影(LVG)	左室の形態・運動・僧帽弁閉鎖不全の有無・程度
	大動脈弁造影(AOG)	大動脈や大動脈弁の形態・血行動態、大動脈弁逆流の有無・程度

■ 得られる情報の基準値

左心カテーテル法	左房圧(LAP)	平均2〜12mmHg
	左室圧(LVP)	収縮期90〜140mmHg、拡張期5〜12mmHg
	左室拡張終期圧(LVEDP)	5〜12mmHg
	大動脈圧(AOP)	収縮期90〜140mmHg、拡張期60〜90mmHg以下
右心カテーテル法	中心静脈圧(CVP)	平均2〜8mmHg
	右房圧(RAP)	平均1〜5mmHg
	右室圧(RVP)	収縮期15〜30mmHg、拡張期1〜7mmHg
	肺動脈圧(PAP)	収縮期15〜30mmHg、拡張期4〜13mmHg
	肺動脈楔入圧(PAWP)	平均4〜13mmHg
	心拍出量(CO)	4〜8L/分
	心係数(CI)	2.5〜4.0L/分/m^2
	1回拍出量(SV)	60〜100mL
	1回拍出係数(SVI)	33〜47mL/回/m^2

■ 心臓カテーテルの挿入部位

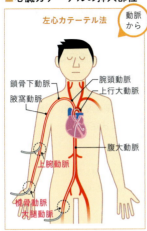
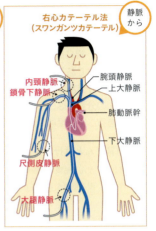

■ ケアのポイント

検査前	●患者状態の把握：身長、体重、バイタルサイン、造影剤アレルギーの有無、既往歴など ●末梢血管の確保（心臓カテーテルの穿刺部位は避ける） ●除毛（鼠径部のアプローチ時のみ） ●末梢動脈のマーキングおよび触知
検査後	●術後ベッドの準備 ●バイタルサインの測定、モニター心電図 ●止血（止血バンドを用いて指示に沿って止血を行う） ●止血のための安静の保持 ●同一体位による苦痛の緩和 ●安静保持に伴う日常生活支援 ●水分摂取の促進（造影剤を体外に排出するため）

Check　検査後は、一時的な不整脈、穿刺部位からの出血、循環不全（末梢動脈の触知で確認）、神経障害などの合併症に注意する

胃がん

【病態・分類】

- 胃がんは、胃粘膜上皮細胞に発生する悪性腫瘍である。95％以上が腺癌である。
- 胃がんの好発部位：幽門前庭部、胃角部、胃体部
- 胃がんの分類には、❶肉眼型分類、❷深達度分類、❸組織型分類がある。進行度はTNM分類によって決定する。

■ 早期胃がんと進行胃がん

早期胃がん	がんが粘膜層に限局しているか、粘膜下層に浸潤し始めている状態
進行胃がん	固有筋層を越えてがんの浸潤がみられる状態

【症状・転移】

- 早期胃がんはほとんど無症状である。病状の進行に伴い、食事とは無関係に胸やけ、悪心、心窩部痛、食欲不振が起こる。
- 粘膜下層までがんが浸潤すると、リンパ行性転移を生じる。がん細胞が固有筋層以下まで浸潤すると、血行性転移を生じる。がんの浸潤が漿膜まで達すると、腹膜播種性転移が生じる。

【検査・診断】

- 胃内視鏡検査、胃X線、PET、超音波、CTなどを行う。
- ❶深達度、リンパ節転移、遠隔転移の有無(TNM分類)、❷腫瘍の大きさ、肉眼型分類(病変の形態)、❸がん組織の型(病理組織所見)によって病期(Stage)を決定し、治療方針を決める。

【治療】

- 内視鏡的切除、手術療法、化学療法が主な治療法である。補助療法として放射線療法、対症療法が行われる。

■ 主な治療法

内視鏡的切除	● **適応**：リンパ節転移の可能性がきわめて低く、腫瘍が一括削除できる大きさにある病変 ● 内視鏡的粘膜切除術（EMR）と内視鏡的粘膜下層剥離術（ESD）がある（p.97参照）
手術療法 （外科的治療）	● **適応**：領域リンパ節転移以外の転移を認めない場合。胃切除、リンパ節郭清、再建がある ● **定型手術**：治癒が目的。胃全摘術、幽門側胃切除術がある ● **非定型手術**：がんの進行度に応じて切除範囲やリンパ節郭清範囲を変える ● **再建方法**：ビルロートⅠ法（最も多い）、ビルロートⅡ法（輸入脚症候群に注意）、ルー・ワイ法などがある ● 早期胃がんに対して腹腔鏡下胃切除術も適応となる

【ケア】

- 手術療法後の合併症に注意が必要である。主な合併症に、ダンピング症候群、縫合不全、イレウスがある。

 根拠 ダンピング症候群が起こるのは、胃切除によって胃内に食物がためられず、短時間で小腸に流れ込むため

■ 胃切除後の合併症

早期ダンピング 症候群	● 食後30分以内に起こりやすい ● 症状：冷汗、動悸、めまい、しびれ、腹鳴、腹痛など
晩期ダンピング 症候群	● 食後2～3時間で起こりやすい ● 症状：一過性の高血糖に続く低血糖症状（脱力感、振戦、冷汗など）
逆流性食道炎	● 胸やけや胸骨後部痛が生じる
貧血	● 鉄やビタミンB_{12}の吸収障害によって起こる

第3章 胃がん

実習でよく出合う疾患のポイント 87

肝硬変

【病態・分類】
- 慢性肝炎の病変の進行とともに門脈領域の線維化が進み、結節形成をきたし、肝小葉のゆがみが生じて肝硬変となる。
- 成因の約53％がC型、約12％がB型、約18％がアルコール性肝炎である[1]。
- 臨床上の分類として、❶代償期(肝機能が比較的保たれており無症状のことが多い時期)、❷非代償期(腹水・黄疸・門脈圧亢進に伴う症状など肝不全症状が出現している時期)に分けられる。

【症状】
- 代償期は無症状のことが多い。
- 肝硬変の進行に伴い、全身倦怠感、食欲不振、微熱、腹部膨満、下肢こむら返り、吐血、下血などの自覚症状がみられる。
- さらに進行すると、黄疸、腹水貯留、肝性脳症などの肝不全症状や合併症がみられる。

【検査・診断】
- 身体所見、血液・生化学検査、画像検査などから診断する

■主な検査

血液・生化学検査	AST、ALT、ビリルビン、アルブミン、総コレステロール、凝固因子、コリンエステラーゼ、アンモニア、血小板など
画像検査	超音波・CT・MRIで肝臓の萎縮や表面の凹凸、腹水や脾腫

■肝硬変の重症度分類：チャイルド・ピュー分類

	1点	2点	3点
肝性脳症	なし	軽度（Ⅰ・Ⅱ）	昏睡（Ⅲ以上）
腹水	なし	軽度	中等度以上
血清アルブミン（Alb）（g/dL）	>3.5	2.8〜3.5	<2.8
プロトロンビン時間（PT）（%）	>70	40〜70	<40
血清ビリルビン値（Bil）（mg/dL）	<2.0	2.0〜3.0	>3.0

グレードA：5〜6点、グレードB：7〜9点、グレードC：10〜15点

【治療・ケア】

- 肝硬変は不可逆的な疾患であるため、根治的に改善する方法は肝移植しかない。そのため、対症療法を行いながら進行を遅らせ、がん化しないよう予防することが重要となる。
- 食事療法、肝庇護薬や抗ウイルス薬の投与、合併症に対する対症療法などを行う。

■肝硬変患者の運動療法：有酸素運動（代償期の肝硬変患者）

- 最大運動強度の50〜60%
- めやす：いつまででも続けられる程度の心拍数、軽く汗をかく、普通に会話ができる、やや息がはずむ
- 時間：30分程度
- 可能であれば毎日行う

■肝性脳症の重篤度

段階	特徴	意識・睡眠	羽ばたき振戦	脳波異常
Ⅰ期	前駆期で多幸性・易怒（いど）性がある	軽度の錯乱状態、睡眠リズムの逆転	軽度出現する	−
Ⅱ期	切迫昏睡の時期で異常行動がみられる	見当識低下、睡眠量増加	しばしば出現する	＋
Ⅲ期	昏迷期で興奮・せん妄状態を伴うことがある	意識レベルの変化、嗜眠（しみん）状態	よく出現する	＋
Ⅳ期	痛覚刺激に反応あり	意識消失（昏睡）	欠如	＋

■ 肝硬変患者の栄養基準

エネルギー必要量	●栄養所要量(生活活動強度別)[1]をめやすにする ●耐糖能異常のある場合:25〜30kcal/kg(標準体重)/日
タンパク質必要量	●タンパク不耐症(肝性脳症)がない場合[2]:1.0〜1.5g/kg/日 ●タンパク不耐症がある場合:低タンパク食(0.5〜0.7g/kg/日)+肝不全用経腸栄養剤
脂質必要量	エネルギー比:20〜25%
食塩	腹水・浮腫(既往歴も含む)がある場合:5〜7g/日
分割食4〜6回/日あるいは睡眠前軽食(約200kcal相当[3])	

※1 健康・栄養情報研究会編:第六次改定 日本人の栄養所要量 食事摂取基準.第一出版,東京,1999.

※2 血清アルブミン値3.5g/dL以下,フィッシャー比1.8以下,BTR3.0以下の場合にはBCAA製剤顆粒を投与することがある。

※3 肥満例で睡眠前軽食を給与する場合には,1日の食事総量を変化させないか減量する必要がある。また,やせ例では,睡眠前軽食も含めて1日に食事総量の増加を検討する。睡眠前軽食などはバランス食であることが望ましい。

渡辺明治,森脇久隆,加藤章信,他:第7回日本病態栄養学会年次総会コンセンサス2003.栄養—評価と治療20.2003:181-196.より引用

■ 症状に対するケア

黄疸	安静療法、食事療法、苦痛の緩和、感染の予防
腹水・浮腫	食事療法(塩分・水分の制限)、腹水の苦痛の緩和、感染・合併症の予防
全身倦怠感	食後の安静、ポジショニング、ストレスの緩和
食欲不振	脂質の多い食事・刺激物を避ける、消化のよいものを摂取する、1回の食事量を減らして回数を多くする
腹痛	安楽な体位、安静
肝性脳症	低タンパク食、抗菌薬・合成二糖類の内服、分岐鎖アミノ酸製剤の投与

胆石症

【病態】

- 胆石症は、胆石(胆汁の通る肝内胆管、総胆管、胆嚢にできた石)に起因する疾患群である。胆石の生成促進因子ははっきりしていないが、胆汁うっ滞、細菌感染、肝代謝異常、胆汁組成の変化が考えられる。
- 中年の肥満体の女性に多くみられる。

【分類】

- 胆石は、❶コレステロール胆石(純コレステロール石、混成石、混合石)、❷色素胆石(黒色石、ビリルビンカルシウム石)、❸まれな胆石(炭酸カルシウム石、脂肪酸カルシウム石)に分類される。わが国では、コレステロール胆石が70%以上を占める。

■胆石の部位による分類

種類	胆嚢結石	総胆管結石	肝内結石
発生部位		胆管内から落下	
頻度	約8割	約2割	まれ
胆石組成	●コレステロール胆石が多い ●放射状の構造、黄白色、球形〜楕円形	●ビリルビンカルシウム石が多い ●砂粒状、黒色	

【症状】

- 右季肋部痛、発熱、黄疸が3主徴である。他には、心窩部痛、背部痛、悪心・嘔吐などがある。
- 胆石が残った状態でうっ滞した胆汁に細菌感染が加わることで、急性胆嚢炎や急性胆管炎が発症することもある。

【検査・診断・治療】

- 問診とともに画像検査で確定診断を行う。

■主な治療法

胆嚢結石	●無症状の場合、経過観察とする（年1～2回の腹部超音波検査） ●胆石発作時は、非ステロイド抗炎症薬の内服により、急性胆嚢炎への移行阻止・鎮痛を図る ●第1選択根治治療として、胆嚢摘出術がある。腹腔鏡下胆嚢摘出術（LAP-C）が世界的標準治療である ●予防的治療として、経口胆石溶解療法、体外衝撃波結石破砕術（ESWL）がある
総胆管結石	●将来的に急性胆管炎や急性膵炎を起こす可能性があるため、症状の有無にかかわらず、内視鏡的治療法や外科的治療法によって結石を除去する
肝内結石	●肝萎縮や肝内胆管がんの可能性がある場合、肝部分切除を行う

【ケア】

- 予後はよいことがほとんどであり、退院後の日常生活の制限は大きくない。しかし、再発率は治療法によって50～60％と高いものもあるため、結石の部位・段階、治療法、生活行動などを多面的に考慮して退院指導を行う必要がある。
- 胆嚢摘出後は脂肪を消化する能力が低下するため、腹痛や下痢を予防するため脂肪を控えた食事にする。

直腸がん

【病態】
- 直腸がんは、直腸に発生する悪性腫瘍である。大腸がんのうち、直腸に発生する頻度は約35%である。食生活の欧米化などが原因となり近年増加傾向にある。

【症状】
- 早期がんでは自覚症状がないことが多い。
- 赤色血便、便が細い、腹部膨満感、残便感、下血などがみられる。
- さらに進行すると下腹部痛、腹部腫瘤の触知、腹部膨満感、イレウスなどが出現する。

【検査・診断】
- 直腸検査(医師が肛門から直腸内に指を挿入し、しこりや異常の有無を確認)、注腸造影検査(肛門からバリウムと空気を注入してX線写真を撮影し、腫瘍の正確な位置や大きさを確認)、大腸内視鏡検査を行う。大腸内視鏡検査が確定診断には必須である。
- 注腸造影検査では内腔の狭窄により、全周性のものではないリンゴの芯のようなアップルコアサインがみられる。
- 腫瘍マーカーではCEA高値を示す。

【治療・ケア】
- 治療には内視鏡的治療、手術治療、放射線治療、化学療法がある。病期に基づいて治療法が決定される。

■ 主な治療法

内視鏡的治療	● がんの形状に応じてポリペクトミー、ESD、EMRを使い分ける ● 合併症：出血、穿孔
手術療法	● がんのある腸管とリンパ節、周囲の臓器に浸潤している場合はその臓器も切除する ● がんが肛門近くにあり、腸管を吻合できない場合は人工肛門（ストーマ）造設が必要である ● 術後合併症：縫合不全、創感染、イレウス
化学療法	● 術前後にがんの縮小化を目的に行う。また、切除不能な場合に行う ● フルオロウラシルを使用した化学療法を多く用いる
放射線療法	● 補助放射線療法の目的：切除可能な直腸がんに対する、手術前におけるがんのサイズの縮小、肛門の温存、手術前後の治療による骨盤内臓器からの再発の抑制など ● 緩和的放射線療法の目的：切除困難ながんに対する痛みや出血などの症状緩和、骨転移による痛みや脳転移による神経症状などの改善

■ 主な術式

直腸切除術（肛門括約筋温存手術）

● 術式：高位前方切除術、低位前方切除術

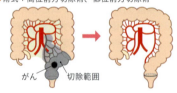

腫瘍より約2〜3cm離して、直腸を離断し吻合する

直腸切除術（マイルズ手術）

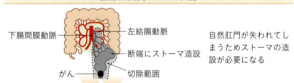

自然肛門が失われてしまうためストーマの造設が必要になる

■ 観察項目

- バイタルサイン
- 呼吸音air入り(左右)・副雑音(左右)
- 喀痰の有無・量・色・性状
- 嗄声の有無
- 咳嗽の有無
- SpO_2
- 心電図モニター
- 腸蠕動音
- 排ガス・尿意の有無
- 食事量・悪心
- 疼痛(部位・程度)
- 創部の状態(発赤・腫脹・疼痛・熱感・機能障害)←炎症の5徴候
- ドレーンの挿入位置・挿入部の状態、排液の色・性状
- in(飲水量、点滴量)
- out(尿量、ドレーン排液量)
- 水分出納・バランス
- 血液データ(WBC・CRP・TP・Alb・Hb・RBC)

■ ケアのポイント

- 術後合併症の予防
- 肛門周囲の皮膚トラブルの防止
- 残尿測定、自己導尿
- 化学療法の副作用に対するケア
- ストーマのケア

第3章 直腸がん

 Check 直腸がんの場合、周辺に排尿を司る神経が走行しているため、術後の排尿障害に注意が必要である

内視鏡検査・治療

【内視鏡検査】

■上部消化管内視鏡検査と下部消化管内視鏡検査の特徴

	上部消化管内視鏡検査	下部消化管内視鏡検査
挿入方法	経口(経鼻)	経肛門
観察部位	咽頭、食道、胃、十二指腸までの肉眼的観察	盲腸から直腸までの肉眼的観察
禁忌	●絶対的禁忌：患者の拒否・非協力、炎症または腫瘍による咽喉頭部の閉塞、ショック状態 ●相対的禁忌：頸椎骨折・頸椎脱臼、強酸・強アルカリなどの腐食性薬剤の誤飲、明らかな上部消化管穿孔	●絶対的禁忌：ショック、急性心筋梗塞、腹膜炎、急性消化管穿孔、劇症大腸炎 ●相対的禁忌：患者の非協力、昏睡(患者が挿管されていない場合)、不整脈または最近の心筋虚血など
前処置・前投薬	●消泡剤(プロナーゼ、重曹、バリトゲン)の内服、鎮痙薬(ブスコパン、グルカゴン)の筋注 ●必要に応じて、鎮静薬(セルシン、ミダゾラム)、鎮痛薬(ペンタジン)の静注または筋注 ●咽頭麻酔：キシロカインスプレーの口腔内噴射	【腸管洗浄】 ●検査前日就寝前に下剤(ラキソベロンなど)の服用 ●検査当日朝から絶食のうえ、経口腸管洗浄液(ニフレック、マグコロールPなど)をゆっくり服用 ●残渣がない排便状況に整える 【前投薬】 ●前投薬は上部消化管内視鏡に準ずる
合併症	消化管出血、穿孔、感染	大腸粘膜の穿孔、内視鏡切除時もしくは切除後の出血
検査後の観察・ケア	●観察：バイタルサイン、消化器症状の有無、腹痛の有無、咽頭麻酔の覚醒状況、下血の有無 ●初回の飲水時は咽頭麻酔の影響による誤嚥に注意する ●初回の食事の際は硬いもの、刺激の強いものは避ける	●観察：バイタルサイン、消化器症状の有無、腹痛の有無、咽頭麻酔の覚醒状況、下血の有無 ●経口腸管洗浄液服用後腸蠕動亢進により、腸管内圧が上昇しイレウスの悪化や穿孔をきたすことがあるので、腸管狭窄、高度の便秘、腸管憩室のある患者は注意する

【内視鏡的治療】

- 近年では疾患の早期発見に伴い、内視鏡的治療も多く行われるようになっている。

■ 主な内視鏡的治療法

治療法	特徴
内視鏡的止血術	内視鏡下でクリッピングや止血薬の散布、局所注射をして止血する
ポリペクトミー	電気スネアを用いて隆起したポリープの茎の部分を切除する
内視鏡的粘膜切除術（EMR）	粘膜下に液体を注入し病変を浮かせて電気スネアで切除する（下図）
内視鏡的粘膜下層剝離術（ESD）	粘膜下に液体を注入し粘膜層を広く剝がし、周囲を切り取る（下図）

■ 内視鏡的粘膜切除術（EMR）[2]

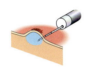 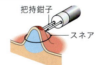

| 粘膜下層に局注液（生理食塩水など）を注入して、病変部を隆起させる | 内視鏡で把持鉗子とスネアを挿入し、把持鉗子で病変部をつかみ、スネアを掛ける | スネアを絞扼し、高周波電流で病変部を切除して把持鉗子で回収する |

■ 内視鏡的粘膜下層剝離術（ESD）[2]

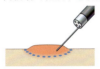

| 病変周囲にマーキングをし、粘膜下層に局注液（生理食塩水など）を注入して、病変部を隆起させる | 病変部の周囲をITナイフで切開しながら1周する | 病変部を切離し、回収する |

第3章 内視鏡検査・治療

ストーマ造設

- ストーマとは、結腸や回腸と皮膚の間を交通する瘻孔を人工的に造り、一時的また永久的に体外に便を出すための人工肛門である。便以外に尿を排出するものもある。

【ストーマの種類】

■ 造設部位による分類の模式図と便の性状

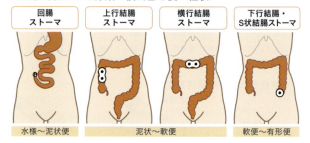

回腸ストーマ	上行結腸ストーマ	横行結腸ストーマ	下行結腸・S状結腸ストーマ
水様〜泥状便	泥状〜軟便		軟便〜有形便

■ 開口部の数による分類の模式図

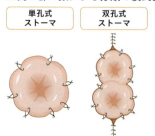

単孔式ストーマ　双孔式ストーマ

- ストーマの位置は術前に、患者が自己管理しやすく、合併症の少ない位置で決める。

■ 位置決定の基準（クリーブランドクリニックの原則）

①臍部より低い位置	可動性が少なく、比較的一般の平面が得られやすく、衣服の上からも目立ちにくい
②腹直筋を貫く位置	ストーマ傍ヘルニアの予防のため
③腹部脂肪層の頂点	座位をとってもストーマが脂肪で隠れにくい
④皮膚のくぼみ・しわ・瘢痕・上前腸骨棘の近くを避けた位置	ストーマ装具が安定し、排泄物が漏れにくい
⑤本人が見ることができ、セルフケアしやすい位置	これらの基準を、患者にとっての優先順位を考慮しながら決めていく

【ストーマケア】

● **観察ポイント**：ストーマの色・大きさ・形、ストーマ周囲の皮膚の状態、便の性状・量
● **ストーマ装具の交換**：術後はストーマの状態・皮膚の状態を確認しながら2〜3日に1回程度行う。安定すれば本人の生活習慣をもとに交換のタイミングを計る。
● **下痢の予防**：バランスのよい食事をとる。
● ストーマと周囲は一般のボディソープで洗う。乾燥している場合は保湿剤を塗布する。

■ ストーマの合併症

早期	壊死 （血流障害）	ストーマの血流障害により本来の赤色でなく、黒っぽくなる
	浮腫	術直後は必ず起こるが1〜2週間で軽減する
	出血	術中の不十分な止血や易出血性のある既往や内服が原因で起こる。一時的なものであればガーゼ止血などで対応するが、持続する場合は医師に報告する
	ストーマ 周囲皮膚炎	パウチや便の付着が原因で周囲に発赤・かゆみが生じる。保護材の使用やパウチの考慮で改善を図る
晩期	腸管脱出	ストーマ孔が大きすぎることで脱出する。セルフケアが困難となるため、再造設することもある
	狭窄	ストーマの周辺および皮下組織に瘢痕形成されることで起こる。再造設を検討する

糖尿病

【病態】
- 糖尿病は、「インスリンの作用不足に基づく慢性の高血糖を主徴とする代謝疾患群」である。
- 1型糖尿病は、小児〜思春期に多いが、中高年にも認められる。肥満とは関係なく発症する。インスリンが分泌されなくなるインスリン分泌障害が原因で起こる。
- 2型糖尿病は、40歳以上に多いが、若年発症も増加している。肥満または肥満の既往が多く、家系内血縁者に糖尿病がある場合が多い。インスリンは分泌されるが効きにくくなり(インスリン抵抗性亢進)、インスリンの作用不足によって起こる。

【症状】

■主な症状

特徴的な症状	多尿、口渇、多飲、体重減少、易感染性(2型糖尿病は初期には無症状であることが多い)
急性合併症	糖尿病ケトアシドーシス(1型に多い)、高血糖高浸透圧症候群(2型に多い)
慢性合併症	●細小血管症:糖尿病網膜症(視力障害、失明)、糖尿病腎症(腎不全)、糖尿病神経障害(起立性低血圧、勃起不全、無自覚性低血糖、知覚異常・低下など) ●大血管症:冠状動脈疾患、脳血管障害、末梢動脈疾患 ●糖尿病足病変、手の病変、歯周病、認知症

【検査・診断】
- 慢性の高血糖の持続が、確定診断には重要である。

■糖尿病の臨床診断のフローチャート

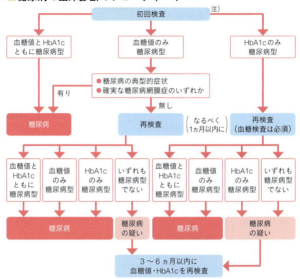

注) 糖尿病が疑われる場合は、血糖値と同時にHbA1cを測定する。同日に血糖値とHbA1cが糖尿病型を示した場合には、初回検査だけで糖尿病と診断する

糖尿病型
- 血糖値 (空腹時≧126mg/dL、OGTT2時間≧200mg/dL、随時≧200mg/dLのいずれか)
- HbA1c≧6.5％

日本糖尿病学会編著:糖尿病治療ガイド2016-2017. 文光堂,東京,2016:21. より転載

Check
- HbA1cは約2か月間の平均血糖値を把握するために用いる
- 75gOGTTは75gのブドウ糖を経口負荷し、2時間後の血糖値を測定することで耐糖能異常を把握するために用いる

【治療・ケア】

- 糖尿病の治療は、食事療法、運動療法、薬物療法を組み合わせる。
- 血糖コントロールにはHbA1cを用い、7.0%未満を目標とする。

■ 主な治療法

食事療法	● 各々の適正エネルギーを算出し、量を守り、栄養バランスのよい規則的な食習慣を身につける(食品交換表の使用) ● 成人のエネルギー摂取量=標準体重×身体活動量 　・標準体重(kg)=身長(m)×身長(m)×22 　・身体活動量のめやす 　　軽労作(デスクワークが多い職業など):25〜30kcal/kg標準体重 　　普通の労作(立ち仕事が多い職業など):30〜35kcal/kg標準体重 　　重い労作(力仕事が多い職業など):35〜kcal/kg標準体重 ● 指示エネルギー量の50〜60%を炭水化物から摂取し、さらに食物繊維が豊富な食物を選択することが望ましい ● タンパク質は標準体重1kg当たり成人の場合1.0〜1.2g(1日約50〜80g)として、残りを脂質でとる
運動療法	● 有酸素運動(歩行、ジョギング、水泳などの全身運動)とレジスタンス運動(負荷をかけて筋肉量を上げる運動)を組み合わせて行う ● 毎日行うことが望ましいが、少なくとも1週間に3日以上の頻度で実施する ● 歩行運動では、1回15〜30分間、1日2回、1日で約1万歩、消費エネルギー160〜240kcalぐらいが適当とされる
薬物療法	● 経口薬療法(経口血糖降下薬)と注射薬療法(インスリン療法)がある ● 強化療法:毎食時に超速効型インスリン(3回)、寝る前に持効型インスリン(1回)の計4回/日注射する ● 低血糖症状(頭痛、めまい、ふるえ、冷汗、動悸、脱力感)に注意する

Check 高齢者では特に低血糖に注意が必要であり、空腹時の入浴を避けたり、薬剤に注意する

■経口血糖降下薬の特徴と副作用

種類		特徴	注意が必要な副作用
インスリン抵抗性改善系	ビグアナイド薬	単独使用では低血糖は生じにくい	重篤な副作用に乳酸アシドーシスがある
	チアゾリジン薬	体重が増加しやすい	浮腫
インスリン分泌促進系	スルホニル尿素(SU)薬	体重が増加しやすい。食前、食事時間の遅れで低血糖が出現することがある。特に高齢者で注意が必要	低血糖が遷延しやすい
	速効型インスリン分泌促進薬	1日3回必ず食直前に投与する	低血糖
	DPP-4阻害薬	食事摂取の影響を受けない	SU薬との併用で重篤な低血糖による意識障害
糖吸収・排泄調節系	α-グルコシダーゼ阻害薬	必ず食直前に投与する	腹部膨満感、下痢高齢者では腸閉塞などの重篤な副作用がある
	SGLT2阻害薬	単独使用では低血糖は生じにくい	尿路感染症、性器感染症

■インスリン製剤の種類

分類	作用発現時間	最大作用時間	持続時間
超速効型	10〜20分	30分〜3時間	3〜5時間
速効型	30分〜1時間	1〜3時間	5〜8時間
中間型	30分〜3時間	2〜12時間	18〜24時間
混合型	10分〜1時間	30分〜12時間	18〜24時間
持効型	1〜2時間	3〜14時間またはピークなし	約24時間

第3章

糖尿病

実習でよく出合う疾患のポイント 103

慢性腎臓病（CKD）

【病態・検査・診断】

- 2002年に米国で提唱された概念である。次の❶、❷のいずれか、または両方が3か月以上持続するものを指す。

> ❶尿異常、画像診断、血液、病理で腎障害の存在が明らかで、特に0.15g/gCr以上のタンパク尿（30mg/gCr以上のアルブミン尿）の存在が重要
> ❷GFR＜60mL/分/1.73m^2

- 腎疾患やその他の原因によって始まった尿異常から徐々に腎機能が低下し、最終的に末期腎不全に進行するまでを含む。

■CKDの重症度分類

原疾患	蛋白尿区分		A1	A2	A3
糖尿病	尿アルブミン定量(mg/日) 尿アルブミン/Cr比(mg/gCr)		正常	微量アルブミン尿	顕性アルブミン尿
			30未満	30〜299	300以上
高血圧 腎炎 多発性嚢胞腎 移植腎 不明　その他	尿蛋白定量(g/日) 尿蛋白/Cr比(g/gCr)		正常	軽度 蛋白尿	高度 蛋白尿
			0.15未満	0.15〜0.49	0.50以上
GFR区分 (mL/分/1.73m^2)	G1	正常または高値	≧90		
	G2	正常または軽度低下	60〜89		
	G3a	軽度〜中等度低下	45〜59		
	G3b	中等度〜高度低下	30〜44		
	G4	高度低下	15〜29		
	G5	末期腎不全(ESKD)	＜15		

重症度は原疾患・GFR区分・蛋白尿区分を合わせたステージにより評価する。CKDの重症度は死亡、末期腎不全、心血管死亡発症のリスクを緑■のステージを基準に、黄■、オレンジ■、赤■の順にステージが上昇するほどリスクは上昇する。
（KDIGO CKD guideline 2012を日本人用に改変）

日本腎臓学会編：CKDの定義、診断、重症度分類. CKD診療ガイド2012. 東京医学社，東京，2012：3. より転載

【症状】

●尿量の変化(夜間多尿、尿量減少)、高血圧、貧血、代謝性アシドーシス、尿毒症症状、電解質異常(高カリウム血症、高リン血症、低カルシウム血症)がみられる。

【治療・ケア】

●生活習慣の改善、食事療法、薬物療法などを行う。進行すると腎代替療法(血液透析、腹膜透析、腎移植)が必要となる。

■重症度による治療方針

ステージG1・G2	生活習慣の改善、薬物療法の支援、腎機能低下を抑制し、心疾患を予防する
ステージG3	腎機能の低下に伴う治療と生活指導
ステージG4	腎性貧血・骨代謝異常への対策と腎代替療法
ステージG5	腎代替療法への移行と腎不全合併症状の改善

■食事指導の内容[3]

水分	●尿の排泄障害がない場合は、制限はない
食塩摂取量	●3g/日以上6g/日未満とするのが基本 ●高血圧があれば減塩する
カリウム	●高カリウム血症がありカリウム制限を行う場合は、カリウムを多く含む食品(生野菜、果物、豆類、いも類など)を制限する
タンパク質	●G3a期:0.8〜1.0g/kg/日 ●G3b期:0.6〜0.8g/kg/日
エネルギー	●健常成人と同程度でよい
脂質	●健常成人と同程度でよい

第3章

慢性腎臓病(CKD)

実習でよく出合う疾患のポイント　105

脳出血（脳内出血）

【病態・症状】
- 脳実質内に起こる出血を脳出血という。出血した血液が脳内で血腫を形成し、局所神経症状や頭蓋内圧亢進症状を生じる。
- **高血圧**が原因で生じることが多い。
- 突然の局所症状と頭痛、嘔吐などを生じる。

■脳出血の出血部位と症状

出血部位	頻度	急性の主な症状
皮質下出血	10%	●出血部位により症状は異なる ●けいれん発作
被殻出血	40%	●意識障害 ●片麻痺
視床出血	30%	●意識障害 ●半身の感覚障害＞片麻痺
小脳出血	10%	●めまい ●嘔吐 ●小脳失調 ●意識障害
脳幹（橋）出血	10%	●意識障害 ●瞳孔異常 ●眼球運動障害 ●四肢麻痺など

Check
- 脳血管に生じた異常によって起こる疾患の総称を、**脳血管障害**という。脳血管障害は、わが国の死因第4位となっている。脳卒中は、脳出血、クモ膜下出血、脳梗塞のことを指す
- 脳血管障害の危険因子では、基礎疾患（高血圧、糖尿病、脂質異常症、心房細動）、生活習慣（喫煙、大量飲酒、肥満、運動不足）が重要である

【検査・診断・治療・ケア】

●CTによる出血部位の確認と意識レベルの評価によって治療法が決定される。

■主な検査

頭部CT	出血部位(高吸収域[白色]として認められる)
脳血管撮影	脳動脈瘤の破裂、脳血管奇形が疑われる場合
意識レベルの評価	JCSなど

■主な治療法

内科的治療	●意識清明で切迫する脳ヘルニアを示す所見がない場合、内科的治療や経過観察の適応となる ●呼吸管理、輸液、血圧管理(治療前の20%以内の降圧、発症直後は収縮期血圧140mmHg以下)、脳浮腫治療薬の投与などを行う
外科的治療	●意識レベルが低下し、切迫する脳ヘルニアを示す所見がある場合、脳ヘルニアを避ける目的で外科的治療(血腫除去術、急性水頭症に対する脳室ドレナージ)の適応となる ●視床出血、脳幹出血では深部にあること、生命維持にかかわることで、血腫除去術の適応とならない

■経過別のケアのポイント

超急性期	頭蓋内圧亢進の緩和
急性期	1時間〜半日は再出血により、また、数日〜1週間は血腫の周囲に生じる脳浮腫のために症状悪化をきたすことがある。バイタルサインや神経症状の変化などを見逃さないことが大切である
慢性期	再発作の予防、ADL拡大のための機能訓練など

Check 脳ヘルニアとは、脳浮腫や血腫により、頭蓋内圧が異常に亢進した結果、脳組織が一定の境界を越えて隣接腔へ嵌入した状態である。特に大後頭孔ヘルニアは延髄を圧迫する恐れがあり、発症すると致命的である

クモ膜下出血(SAH)

【病態・分類】

- クモ膜下腔への出血をクモ膜下出血という。
- 原因は脳動脈瘤の破裂(約80%を占める)、脳動静脈奇形、もやもや病からの出血、頭部外傷などがある。
- 脳動脈瘤の好発部位は、前交通動脈(Acom)、内頸動脈・後交通動脈分岐部(IC-PC)、中大脳動脈(MCA)の分岐部である。特に、脳底動脈先端部、前交通動脈、内頸動脈と後交通動脈の分岐部で破裂しやすい。
- 重症度の分類に、Hunt and Kosnik分類、世界脳神経外科連合(WFNS)分類がある。

【症状】

- 頭蓋内圧亢進症状として突然の激しい頭痛、嘔吐をきたし、意識障害を生じることが多い。
- 髄膜刺激症状として、発症数時間後に項部硬直やケルニッヒ徴候がみられる(急性期にはみられないことが多い)。
- 動脈瘤の破裂に伴い、脳出血、脳室内出血、水頭症、脳血管れん縮が生じることがある。
- 脳血管れん縮は、発症後4日〜約2週間の間に生じる。

■ 項部硬直

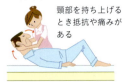

頭部を持ち上げるとき抵抗や痛みがある

■ ケルニッヒ徴候

膝関節を90度から135度程度伸展させようとすると抵抗がある

【検査・診断・治療・ケア】

● 頭部CTで出血部位を確認する。

■主な検査

頭部CT	クモ膜下出血の部位・程度、脳動脈瘤の破裂部位の推定、予後の予測
腰椎穿刺	血性髄液の有無（クモ膜下出血が疑われるもののCTで出血が確認できなかった場合）
脳血管造影（DSA）	原因疾患の確定診断など
3D-CTA	頭蓋内の脳動脈瘤の検出・診断（80〜90％）
経頭蓋超音波検査（TCD）	術後の脳血管れん縮の非侵襲的補助検査
頭部MRA	脳血管れん縮の発生部位など

● 手術療法には、開頭手術と脳血管内手術がある。開頭手術では動脈瘤頸部クリッピング術、脳血管内手術では動脈瘤コイル塞栓術が代表的である。
● ケアは再破裂の予防が第一目標である。
● 再破裂の予防対策：暗室にして絶対安静、面会謝絶、厳重な血圧管理、頭痛緩和、不安緩和、緩下薬による便秘予防など

■クモ膜下出血の合併症と管理

時期	急性期		亜急性期	慢性期
	発症時	24時間以内	72時間〜2週間	数週〜数か月
病態	一次的脳損傷	再出血	脳血管れん縮	正常圧水頭症
対応	脳循環動態の改善、全身の循環動態の管理	脳動脈瘤再破裂の防止、血圧コントロール	脳血流の改善、頭蓋内圧の管理、血腫の除去	
管理	開頭手術、血管内手術、呼吸管理、環境調整（遮光、半座位など）	降圧薬、鎮痛・鎮静薬、脳浮腫治療薬、抗けいれん薬、呼吸管理、環境調整	3H療法*、ドレナージ、シャント術、血腫溶解療法、抗けいれん薬	

＊【3H療法】循環血液増加療法、血液希釈療法、人為的高血圧療法により、脳血流を維持・改善させる治療法。

脳梗塞

【病態・症状】

- 脳の血管が動脈硬化などによって狭窄や閉塞を生じ、血流が低下して脳組織が虚血状態となり、血管が支配する領域が障害される疾患である。
- 原因により、アテローム血栓性脳梗塞、ラクナ梗塞、心原性脳塞栓症に分類される。

■脳梗塞の特徴的な症状（病型別）[4]

アテローム血栓性脳梗塞	●典型的には安静時に発症することが多い ●片麻痺、構音障害などに加え、失語などの皮質症状、意識障害がみられる ●症状の階段状の悪化を認める場合もある
ラクナ梗塞	●症状は比較的軽いことが多い ●予後は一般に良好だが、繰り返すと脳血管性認知症やパーキンソン症候群の原因になる場合がある
心原性脳塞栓症	●典型的には活動時に突然発症し、短時間で症状が完成する ●片麻痺、皮質症状の他、意識障害を多く認める ●広範囲な脳梗塞となり、重篤な症状になることが多い

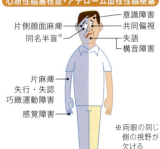

【検査・診断・治療】

●神経学的診察に加え、画像検査によって病変を確認して診断され、治療法が決定される。

■ 経過別の主な治療

急性期	●**全身管理**：積極的な降圧は行わないことが原則 ●**脳に対する治療**：急性期にrt-PA静注療法*の適応検討 ●**合併症の予防**：脳浮腫（発症3〜7日目）、頭蓋内圧亢進、脳ヘルニア、深部静脈血栓症など
慢性期	●**危険因子の管理**：高血圧（血圧コントロール）、糖尿病（血糖コントロール）、脂質異常症（TG、LDL・HDLコントロール）、心疾患・不整脈の管理 ●**生活指導**：禁煙指導、飲酒の制限、食生活の改善、適度な運動 ●**再発予防のための薬物療法**：抗血小板療法、抗凝固療法

*【rt-PA静注療法】発症から4.5時間以内に治療可能な虚血性脳血管障害患者に対して行う。治療開始が早いほど良好な転帰が期待できるため、患者が来院した後、少しでも早く始めることが望ましい。CTまたはMRI検査が24時間実施可能で、集中治療のために十分な人員と設備（SCUなど）を備えた脳神経外科的処置が迅速に行える体制が整備されている施設で行う。

【ケア】

●発症後早期からのリハビリテーションが重要である。

■ 経過別のケアのポイント

急性期 （発症〜7日）	体位変換、ポジショニング（良肢位保持）、関節可動域訓練（徐々に自動運動へ）、座位訓練、早期のADL訓練など
回復期 （1〜数週間）	理学療法（立位訓練、歩行訓練など）、作業療法（ADL訓練）、言語聴覚療法（失語、構音障害、嚥下訓練などに対する訓練）など
維持期	環境整備（手すりの設置など）、家庭でのリハビリテーション、通所リハビリテーションでの訓練、入所施設での訓練、生活状況に合わせた日常の訓練、遊びや趣味を生かした意欲向上やQOL向上に向けたリハビリテーションなど

第3章

脳梗塞

実習でよく出合う疾患のポイント　111

認知症

【病態・症状】
- 認知症とは、通常、慢性あるいは進行性の脳の疾患によって生じ、記憶、思考、見当識、概念、理解、計算、学習、言語、判断などの多数の高次脳機能障害からなる症候群である。
- 認知症の原因にはアルツハイマー病が多く、次いで脳血管障害が多い。
- 症状は、記憶障害、見当識障害、判断力障害を中心とした認知機能障害を基本症状(中核症状)とし、認知機能の障害が原因で起こるBPSD(行動・心理症状)がある。

■ 認知症の病型

	アルツハイマー型認知症	血管性認知症
好発年齢	40〜60歳、75歳以上の2つのピーク	なし
初発症状の特徴	● 記憶障害 ● 遂行障害	● 運動麻痺 ● 記憶障害
臨床症状の特徴	● エピソード記憶の障害 ● 自己評価の障害	● 階段状、突発性の症状変動 ● 進行の停止
経過	● 緩徐に進行 ● 身体合併症により悪化	● 段階的、突発的に悪化 ● 進行がほとんどみられない時期もある

【診断・治療】

- 改訂長谷川式簡易知能評価スケール(HDS-R)やミニメンタルステート検査(MMSE)などを用いて診断する。
- ADLの評価については、「認知症高齢者の日常生活自立度の判定基準」などを用いる。
- 治療は、危険因子の治療・除去、脳血管障害後の廃用症候群の予防、薬物療法などを組み合わせて行う。
- 認知症治療薬には、ドネペジル塩酸塩(商品名：アリセプト)、メマンチン塩酸塩(商品名：メマリー)などがある。

 Check 高齢者では、特にせん妄やうつ病との鑑別が重要である(p.114参照)

レビー小体型認知症	前頭側頭葉変性症
60～70歳	50～60歳
● パーキンソニズム ● 睡眠障害、抑うつ ● 初期は記憶障害は目立たない	● 換語困難 ● 意欲低下 ● 脱抑制的行動 ● 記憶障害
● 症状の日内変動 ● 易転倒性 ● 幻視 ● レム期睡眠行動異常	● 失語 ● 常同行動 ● 食行動の異常 ● ときに家族性あり ● 病識の高度の消失
● 変動しながら進行性に悪化 ● アルツハイマー型認知症よりも経過が速い ● 易転倒性による骨折も悪化要因となる	● 緩徐に進行 ● 意味性認知症や進行性非流暢性失語も最終的には前頭側頭葉変性症の特徴を呈してくる

第3章 認知症

実習でよく出合う疾患のポイント

■ せん妄・うつ病・認知症の比較

	せん妄	うつ病	認知症
発症	●注意集中困難や意識障害が突然発症（数時間から数日）	●最近の説明のつかない気分の変化。少なくとも2週間続く	●記憶障害（近時記憶障害）から初発し、徐々に進む（数か月から数年、長期）
経過	●短期（数日から数週間続く）、症状は日周的変動、夜間や暗いとき、覚醒時に悪化、治療による回復が可能	●通常は治療による回復が可能。しばしば朝に悪化	●慢性進行性（年単位）、回復不能
思考力・精神症状	●注意集中力・認識力・理解力・思考力の変動 ●誤解・錯覚（身体疾患が潜んでいることが多い）	●記憶力・集中力・思考力の減退、自尊感情の低下 ●貧困妄想、罪業妄想、身体化障害 ●食欲不振、不眠 ●自殺企図	●記憶力や認知能力の低下：失語、失行、失認、実行機能障害 ●物盗られ妄想、被害妄想、幻覚
睡眠	●妨げられるが決まったパターンはない。その日によって異なる	●妨げられる ●早朝に目覚める、または過剰睡眠	●個人に特有のパターンで妨げられることがある
気分	●感情の変動（激しい感情の表出、怒り、泣く、恐れる）	●気分の落ち込み ●興味または楽しみの低下 ●食欲の変化（過食または食欲不振） ●自殺念慮・企図がありうる	●認知症初期に気分の落ち込み ●うつ病の有病率が高まることがあるが、無気力がより一般的な症状であり、うつ病と混同されることがある

【ケア】

●認知症症状への援助が重要となる。患者のセルフケアを支援しながら、安定した健康状態を送れるようにする。

パーキンソン病

【病態】

- 錐体外路症状(無動、固縮、振戦など)を主徴とする神経変性疾患である。中脳にあるドパミン細胞が変性脱落し、ドパミンの産生が減少することで線条体に運ばれるドパミンも減少し、線条体におけるドパミンのはたらきが低下することによって生じる。
- パーキンソニズム(安静時振戦、筋固縮、無動、姿勢反射障害など)を呈する症候群を総称してパーキンソン症候群という。

【症状】

- 4大症状に安静時振戦、筋固縮(筋強剛)、無動・寡動、姿勢反射障害がある。
- 他に、すくみ足現象、歩行障害、自律神経症状、精神症状、認知障害、認知症、精神緩慢などがみられる。

【検査・診断・治療】

- 自覚症状、神経所見、臨床検査所見、鑑別診断によって診断する。
- 重症度分類に、Hoehn & Yahrの5段階重症度分類がある。

■ 主な治療法

薬物療法	ドパミンの補充、ドパミン受容体の活性化、アセチルコリン系の抑制、ドパミン放出促進、ドパミン分解抑制などの作用のある薬により、症状の改善を図る
外科的治療	脳深部刺激療法
リハビリテーション	理学療法、作業療法、言語療法、音楽療法

Check ドパミンを補充するL-ドパの副作用には、不随意運動（ジスキネジア）、wearing-off現象、on-off現象、幻覚・妄想、悪性症候群などがある
- wearing-off現象：効果持続時間が短縮し、薬物濃度の変動とともに症状が変動する
- on-off現象：服薬時間に関係なく症状がよくなったり（on）、突然悪くなったり（off）する

【ケア】
- 薬物療法による症状コントロール、日常生活行動能力の維持・向上への援助を行う。

■ すくみ足の対処法

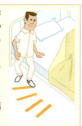

- パーキンソン病の特徴的な症状のすくみ足現象は、戸口など狭いところを通ろうとしたときなどに起こりやすい。視覚的・聴覚的なきっかけがあれば軽減されることがある。
- 足元に白線があると、それをまたぐようにして歩けるようになることがある。
- かけ声をかけることで足が出せるようになる。
- 家具のレイアウトに配慮する、狭い場所は患者の歩幅に合わせてテープで線をつけるなどの工夫を行う。

■ パーキンソン体操（一例）

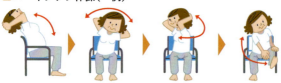

- パーキンソン体操は体力の低下を防ぎ、筋肉や関節をやわらかくして動作を滑らかにするために行う。例は椅子に座って行う上半身の運動である。

悪性リンパ腫

【病態】

- 悪性リンパ腫は、白血球のなかの、一定の分化段階まで成熟したリンパ球ががん化した悪性腫瘍性疾患の総称である。原因は、成人T細胞白血病ウイルスなどのウイルス感染や細菌感染、免疫不全、慢性炎症性の疾患などとされているが、十分には解明されていない。

【分類】

- 悪性リンパ腫には、大きく分けてリードシュテルンベルグ巨細胞がみられるホジキンリンパ腫(HL)と、みられない非ホジキンリンパ腫(NHL)に分けられる。
- 非ホジキンリンパ腫はさらにT細胞リンパ腫、B細胞リンパ腫、NK細胞リンパ腫に分けられ、それぞれが前駆細胞型と成熟細胞型に分類される。
- 組織学的分類とは別に、進行の速さから低悪性度群、中等度悪性度群、高悪性度群に分類される。
- 悪性リンパ腫の病期分類にはアン・アーバー分類が用いられる。

【症状・検査・診断・治療】

- 初期は無痛性のリンパ節腫脹が生じる(特に頸部、腋窩、鼠径部に生じる)。
- 重要視されているのはB症状(発熱、盗汗[顕著な寝汗]、体重減少)である。
- リンパ節生検による確定診断を行い、他臓器に対する浸潤を血液検査、画像検査、理学的所見を用いて診断する。

■ 悪性リンパ腫の特徴

	ホジキンリンパ腫(HL)	非ホジキンリンパ腫(NHL)
特徴	● 欧米人に多い	● 日本人の悪性リンパ腫で多くを占める ● 9％以上をB細胞性が占める
症状	● 無痛性のリンパ腫脹が頸部リンパ節から順序よく進展することが多い ● B症状(発熱、顕著な寝汗、体重減少)がみられる	● 多発性のリンパ腫脹がみられる ● 他臓器への浸潤も多い ● B症状がみられることは少ない ● 特有な症状として節外リンパの圧迫による鼻閉感、咽頭痛、食欲不振がある
治療	● 化学療法：代表的なものはABVD療法*1 ● 放射線療法(感受性がよい)	● 化学療法：代表的なものはR-CHOP療法*2 ● 放射線療法
予後	● 比較的予後は良好である	白血病化しやすくホジキンリンパ腫に比べ予後は不良といわれている

*1【ABVD療法】アドリアマイシン、ブレオマイシン、ビンブラスチン、ダカルバジンの多剤併用化学療法である。

*2【R-CHOP療法】CHOP療法にリツキシマブを併用する治療法。CHOP療法は、シクロホスファミド、ハイドロキシドキソルビシン、オンコビン、プレドニゾロンの多剤併用化学療法である。

【ケア】

● リンパ節腫大による圧迫症状・循環症状の改善に関するケアが必要になる。食事や清潔などの日常生活援助、安静や睡眠の確保に努める。

● 化学療法、放射線療法の副作用に対するケアに関してはp.123からを参照。

白血病

【病態・分類】

- 白血病は血液細胞の悪性腫瘍である。
- 造血幹細胞が成熟細胞に分化できず、幼若細胞のみが増殖するものを急性白血病という。
- 造血幹細胞は成熟細胞に分化するが、その後、腫瘍化して成熟細胞のみが増殖するものを慢性リンパ性白血病という。
- 急性白血病はFAB分類により、急性骨髄性白血病(AML)、急性リンパ性白血病(ALL)に分けられる。

【症状】

■白血病の主な症状

原因		症状
正常造血機能の抑制	赤血球の減少（貧血）	動悸、息切れ、めまい、倦怠感、頭痛、顔色不良
	白血球の減少（易感染）	発熱、咳嗽、咽頭痛、リンパ節腫脹
	血小板の減少（出血傾向）	皮下出血、歯肉出血、鼻出血、性器出血、血尿、脳出血
臓器浸潤	髄腔内浸潤（髄腔の拡大）	骨痛、叩打痛
	髄腔外浸潤 中枢神経系	頭痛、悪心・嘔吐、四肢麻痺、意識障害
	髄腔外浸潤 歯肉	歯肉腫脹
	髄腔外浸潤 内臓	腹部膨満感、肝腫大、脾腫
	髄腔外浸潤 リンパ節	リンパ節腫脹

【検査・診断】

● 確定診断するために、血液一般生化学検査、骨髄検査、染色体検査、遺伝子検査などが行われる。

【治療】

● 病型によって治療法は大きく異なるが、急性白血病では、寛解導入療法→強化療法→寛解維持療法の順で行う。
● 慢性白血病では主に分子標的治療薬を用いる。

■ 主な治療法

化学療法	● 寛解導入療法：完全寛解をめざす治療で、多剤併用療法で行う ● 強化療法（地固め）：寛解導入療法後、残った白血病細胞を減らすために行う ● 髄注：髄腔内に直接抗がん薬を注射する方法
造血幹細胞移植	● 同種骨髄移植・自家骨髄移植・臍帯血移植がある

【ケア】

● 基本的には悪性リンパ腫とともに化学療法時の看護に準ずる（p.123参照）。治療中は化学療法に伴う副作用に対するケアを行う。

■ ケアのポイント

感染予防	● 手洗い、清潔の保持、けがの防止 ● 面会時は手をよく洗いマスクを着用する
脱毛	● 帽子やバンダナなどの準備
食事	● 生もの・消化の悪いものを避ける ● 十分な水分摂取
体力維持	● 十分な睡眠をとる ● 適度な運動

骨粗鬆症

【病態】

- 骨粗鬆症は、骨量の減少と骨組織の微細構造の異常を特徴とし、骨の脆弱化が増大している疾患である。
- 骨粗鬆症になりやすい身体的危険因子に、糖尿病、高血糖、慢性腎不全、肝機能の低下、甲状腺ホルモンの分泌亢進、エストロゲンの分泌低下、副腎皮質ステロイド薬の内服などがある。

【治療・ケア】

■治療・ケアのポイント

食事	●カルシウムを800mg/日以上、十分なビタミンD・ビタミンK・タンパク質を摂取する
薬物療法	●副腎皮質ステロイド薬、免疫抑制薬、抗血液凝固薬、抗けいれん薬などの長期服用では骨粗鬆症のリスクが高まる。転倒しないように注意を促す
運動	●運動により、骨量の増加、筋力増強、平衡感覚や反射能力の低下を防ぐ ●高齢者では有酸素運動(歩行、ジョギング、水泳、自転車、体操など)をすすめる

 Check 骨粗鬆症治療薬のビスホスホネート系の内服薬は、起床時に服用し、少なくとも30分は横にならない

大腿骨頸部／転子部骨折

【病態】

- 大腿骨近位部の骨折は、❶骨頭骨折、❷頸部骨折、❸頸基部骨折、❹転子部骨折（および転子間骨折）、❺転子下骨折に分類される。
- 大腿骨頸部／転子部骨折は高齢の女性に多くみられ、骨粗鬆症が原因になることが多い。転倒によって骨折が生じやすい。

【検査・診断・治療・ケア】

- 単純X線で骨折を確認し、診断する。
- 手術療法を行う。
- 転位が著しい場合は術前に牽引療法を行う。牽引療法には介達牽引と直達牽引がある。

■経過別のケアのポイント

術前	●全身状態の観察：貧血や脱水の有無 ●筋力低下の防止 ●褥瘡予防：体位変換 ●同一体位による苦痛の緩和 ●下肢深部静脈血栓の予防：水分補給 ●神経障害（腓骨神経麻痺）の防止 ●術後合併症の予防
術後	●創部の観察 ●感染予防 ●下肢深部静脈血栓の予防：水分補給、足趾運動、弾性ストッキングの着用、間欠的空気圧迫装置の使用 ●腓骨神経障害の予防 ●脱臼の予防（外転位回旋中間位保持）
リハビリテーション期	●介助下に車椅子・ポータブルトイレ移乗から開始し、立位→平行棒内歩行→歩行器歩行→杖歩行へと進めていく

放射線療法の看護

●放射線療法は腫瘍に放射線を照射することで腫瘍細胞を死滅させる。化学療法と併用される場合も多い。根治的治療、予防的治療、緩和的治療を目的に行われる。照射方法には、体外照射、開創照射、組織内照射・腔内照射などがある。

●主な副作用として放射線宿酔（だるさ、悪心、食欲不振）が10日前後に起こる。

■有害事象の分類

急性期	治療中から治療後3か月以内に発症
晩期	治療後半年から数年後に発症

■放射線療法に伴う一般的な急性期有害反応と晩期有害反応

部位	急性有害事象	晩期有害事象
口腔・咽頭	粘膜の発赤、疼痛 味覚障害、口腔内乾燥	線維化、潰瘍、萎縮 口腔内乾燥症
食道	食道通過障害、嚥下時の痛み	狭窄、潰瘍、出血
胃	食欲不振、悪心・嘔吐	難治性胃潰瘍
小腸	腹部不快感、下痢	狭窄、出血
大腸	腹部不快感、下痢	狭窄、出血
肺	乾性咳嗽、微熱	線維化、咳嗽
肝臓	肝機能障害	線維化
腎臓	腎機能障害	腎硬化症
膀胱	排尿痛、頻尿	萎縮、出血
脳	ふらつき、頭重感、食欲不振	脳壊死、血管障害
脊髄	神経圧排症状	運動神経障害、知覚障害
心臓	軽度の心不全症状	心不全症状、心嚢水貯留、不整脈
骨	—	骨硬化、骨壊死、病的骨折
皮膚	紅斑、浮腫、水疱	線維化、硬化
水晶体	—	白内障
生殖器	一時不妊	永久不妊

佐々木良平、丹生健一編、鈴木志津枝 編集アドバイス：放射線療法の有害反応　多職種チームで実践する治療と患者支援. 日本看護協会出版会，東京，2011：44. より引用

化学療法の看護

- 化学療法は抗がん薬の投与により、腫瘍の増殖と浸潤を抑制し、腫瘍細胞を減弱・死滅させる。
- 術前化学療法：術前に腫瘍の縮小効果を目的に行う。
- 補助化学療法：腫瘍の再発・再燃の防止を目的に行う。

■ よく使用される抗がん薬と副作用

分類	一般名(主な商品名)	主な副作用
アルキル化薬	シクロホスファミド(エンドキサン) ダカルバジン(ダカルバジン)	出血性膀胱炎 下痢
白金製剤	シスプラチン(ランダ、ブリプラチン) カルボプラチン(パラプラチン)	腎障害・末梢神経障害
植物アルカロイド	ビンクリスチン(オンコビン) パクリタキセル(タキソール)	末梢神経障害、便秘 手足症候群、皮膚毒性
代謝拮抗薬	メトトレキサート(メソトレキセート) フルオロウラシル(5-FU) シタラビン(キロサイド)	骨髄抑制、間質性肺炎、腎障害 間質性肺炎、口内炎、下痢 シタラビン症候群(発熱、骨痛)
抗腫瘍性抗生物質	ドキソルビシン(アドリアシン、ドキシル) ブレオマイシン(ブレオ)	脱毛、心毒性 肺線維症
トポイソメラーゼ阻害薬	エトポシド(ベプシド、ラステット)	末梢神経障害、下痢
分子標的薬	リツキシマブ(リツキサン) ボルテゾミブ(ベルケイド) トレチノイン(ベサノイド)	インフュージョンリアクション*

*【インフュージョンリアクション】投与開始～24時間以内に生じる分子標的治療薬による特有な有害反応。

■抗がん薬の副作用と出現時期のめやすと看護

副作用	看護	治療当日	2〜3日目	7〜10日目	14日目	晩期
過敏症 インフュージョンリアクション 血管外漏出	●バイタルサイン測定・心電図モニター・SpO₂モニター管理 ●必要時主治医に報告し、点滴の中断および抜針 ●抗がん薬取り扱いマニュアルに応じたケア	→				
悪心・嘔吐	●においの除去、制吐薬の使用 ●ゼリーなどの口当たりのよいものを提供 ●嘔吐時は含嗽を促し口腔の清潔に努める		→			
口内炎	●含嗽の促し（殺菌作用・鎮痛作用のある薬剤を含める） ●食べやすい食物の提供			→		
下痢	●止痢薬の使用 ●繊維質のある食物を控える ●肛門周囲の出血予防・清潔保持			→		
脱毛	●ボディイメージに対するケア ●環境調整 ●頭皮のケア（傷ができないように）					→
骨髄抑制	●好中球減少：マスク・含嗽、クリーンルームの準備など感染予防 ●血小板減少：けがの予防ややわらかい歯ブラシの使用といった出血予防・止血方法の指導 ●赤血球減少：貧血・転倒防止のケア					→
肝障害 腎障害 心筋障害 肺障害 末梢神経障害	●使用する薬剤によって異なり必ず出現するわけではない。対症療法を行う					→

第3章
化学療法の看護

実習でよく出合う疾患のポイント　125

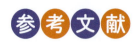

【第2章】
1. 堀内ふき，大渕律子，金子昌子編：ナーシング・グラフィカ26 老年看護学―高齢者の健康と障害．メディカ出版，東京，2005：113．
2. 中山恒明，榊原仟監修，赤木正信，他：新臨床外科全書 第1巻 外科総論．金原出版，東京，1977：377．
3. 小村伸朗：手術侵襲と生体の反応．矢永勝彦，小路美喜子編：系統看護学講座 別巻 臨床外科総論 第10版．医学書院，東京，2011：13-15．
4. 池西静江，石束佳子編：看護学生スタディガイド2019．照林社，東京，2018．
5. 任和子，秋山智弥：根拠と事故防止からみた 基礎・臨床看護技術．医学書院，東京，2014．
6. 中島陽子編：スキルアップパートナーズ 病棟で生かす！ 高齢者ケアの実践．照林社，東京，2012．

【第3章】
1. 泉並木監修：肝硬変の成因別実態2014．医学図書出版，東京，2015．
2. 比企直樹，奥村康弘：内視鏡的切除．http://www.ringe.jp/civic/igan/igan_06.htm（2018.03.08アクセス）

3. 日本腎臓学会 腎疾患重症化予防実践事業 生活・食事指導マニュアル改定委員会:慢性腎臓病 生活・食事指導マニュアル〜栄養指導編:11-12. https://cdn.jsn.or.jp/guideline/pdf/H25_Life_Diet_guidance_manual.pdf (2018.03.08アクセス)
4. 井上智子,佐藤千史編:病期・病態・重症度からみた 疾患別看護過程+病態関連図 第2版. 医学書院,東京,2012:1074.
5. 日本看護協会編:認知症ケアガイドブック. 照林社,東京,2016:11-12.
6. 医療情報科学研究所編:病気がみえるvol.7 脳・神経 第2版. メディックメディア,東京,2017:429.
7. 池西静江,小山敦代,西山ゆかり編:プチナースBOOKS アセスメントに使える 疾患と看護の知識. 照林社,東京,2016.

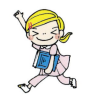

検査基準値

■ 主な検査項目と異常時の代表的判断

検査項目		考えられること
赤血球数	RBC	低下 → 貧血
ヘモグロビン量	Hb	
ヘマトクリット	Ht	
白血球数	WBC	上昇 → 感染、炎症 低下 → 感染
C反応性タンパク	CRP	上昇 → 炎症
血小板数	PLT	低下 → 出血
総タンパク	TP	低下 → 低栄養
血清アルブミン	Alb	
血清尿素窒素	BUN	上昇 → 腎機能低下
血清クレアチニン	Cr	
血糖	BS、GLU	上昇 → 糖尿病
HbA1c	HbA1c	
アスパラギン酸アミノトランスフェラーゼ、アラニンアミノトランスフェラーゼ	AST（GOT） ALT（GPT）	上昇 → 肝機能低下
%肺活量	%VC	低下 → 呼吸機能低下
1秒率	FEV1.0%	
動脈血酸素飽和度	SpO$_2$	低下 → 低酸素血症
	SaO$_2$	

主要な検査項目のおおまかな異常値の判断です。アセスメントに役立ててください

■尿検査

検査項目	基準値
尿タンパク	● 定性：陰性（－） ● 定量：150mg/日未満（蓄尿）
尿潜血反応	定性：陰性（－）
尿比重	1.015～1.025
尿沈渣	● 赤血球：1視野に5個以内 ● 白血球：1視野に5個以内 ● 上皮細胞：1視野に少数 ● 円柱：1視野に0個
ケトン体	陰性（－）
ビリルビン、 ウロビリノーゲン	● ビリルビン→定性：陰性（－） ● ウロビリノーゲン→弱陽性（±～1＋）
尿糖	● 定性：陰性（－） ● 定量：100mg/日以下（蓄尿）

■血液検査：血球数算定、血液像

検査項目	基準値
赤血球数（RBC）	● 男性：430～570×10^4/μL ● 女性：380～500×10^4/μL
ヘモグロビン量（Hb）	● 男性：13.5～17.5g/dL ● 女性：11.5～15.0g/dL
ヘマトクリット（Ht）	● 男性：39～52％ ● 女性：34～44％
血小板数（PLT）	15～34×10^4/μL
白血球数（WBC）	● 成人：4,000～8,000/μL ● 小児：5,000～13,000/μL ● 幼児：5,000～18,000/μL ● 新生児：9,000～30,000/μL
白血球分画	● 好中球（分葉）：40～60％ ● リンパ球：30～45％ ● 好酸球：3～5％ ● 単球：3～6％ ● 好塩基球：0～2％

■血液検査：凝固・線溶系

検査項目	基準値
プロトロンビン時間(PT)	●9〜15秒 ●活性：70〜100％
活性化部分トロンボプラスチン時間(APTT)	25〜45秒
トロンボテスト(TT)	70〜130％
フィブリノーゲン(Fg)	155〜415mg/dL
フィブリン・フィブリノーゲン分解産物(FDP)	5μg/mL未満
赤血球沈降速度(ESR)	●男性：2〜10mm/時 ●女性：3〜15mm/時

■生化学検査：電解質・金属

検査項目	基準値
血清ナトリウム(Na)	137〜145mEq/L
血清カリウム(K)	3.5〜5.0mEq/L
血清カルシウム(Ca)	8.4〜10.4mg/dL
血清クロール(Cl)	98〜108mEq/L
血清鉄(Fe)	●男性：50〜200μg/dL ●女性：40〜180μg/dL
血清マグネシウム(Mg)	1.7〜2.6mg/dL

■生化学検査：タンパク関連・含窒素成分

検査項目	基準値
総タンパク(TP)	6.7〜8.3g/dL
血清アルブミン(Alb)	3.8〜5.3g/dL
血清尿素窒素(BUN, UN)	8〜20mg/dL
血清クレアチニン(Cr)	●男性：0.61〜1.04mg/dL ●女性：0.47〜0.79mg/dL
血清ビリルビン(BIL)	●総ビリルビン：0.2〜1.0mg/dL ●直接ビリルビン：0.0〜0.3mg/dL ●間接ビリルビン：0.1〜0.8mg/dL

■生化学検査：糖代謝、脂質

検査項目	基準値
血糖（GLU、BS）	70〜109mg/dL
HbA1c	6.5％（NGSP値）
総コレステロール値（T-chol）	120〜219mg/dL
LDLコレステロール（LDL-C）	65〜139mg/dL
HDLコレステロール（HDL-C）	40〜65mg/dL
中性脂肪（トリグリセリド：TG）	30〜149mg/dL

■生化学検査：酵素

検査項目	基準値
AST（GOT） ALT（GPT）	● **AST**：10〜40 U/L ● **ALT**：5〜45 U/L
LDH	120〜245 U/L
ALP	80〜260 U/L
クレアチンキナーゼ（CK）	● **男性**：57〜197 U/L ● **女性**：32〜180 U/L
アミラーゼ（AMY）	66〜200 U/L
リパーゼ	5〜35 U/L
γ-GT	● **男性**：10〜50 U/L以下 ● **女性**：9〜32 U/L以下
コリンエステラーゼ（ChE）	214〜466 U/L

■免疫血清検査

検査項目	基準値
C反応性タンパク（CRP）	0.30mg/dL未満

※基準値は、西崎祐史，渡邊千登世編著：ケアに生かす検査値ガイド 第2版．照林社，東京，2018. を参考にして作成。上記検査基準値はあくまでも参考値である。測定法によっても異なり、各施設でそれぞれ設定されているものも多くある。

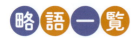

本書内に出てくる主な略語をまとめています。

	略語	正式単語	意味	ページ
A	Acom	anterior communicating artery	前交通動脈	108
	ACS	acute coronary syndrome	急性冠症候群	74
	ADL	activities of daily living	日常生活動作	48
	AHA	American Heart Association	米国心臓協会	74
	AMI	acute myocardial infarction	急性心筋梗塞	74
B	BADL	basic activities of daily living	基本的日常生活動作	48
	BEE	basal energy expenditure	基礎エネルギー消費量	21
	BMI	body mass index	体格指数	19
	BMR	basal metabolic rate	基礎代謝率	19
	BPSD	behavioral and psychological symptoms of dementia	行動・心理症状	112
C	CABG	coronary artery bypass graft	冠状動脈バイパス術	77
	CAP	community-acquired pneumonia	市中肺炎	64
	CGA	comprehensive geriatric assessment	高齢者総合的機能評価	50
	CKD	chronic kidney disease	慢性腎臓病	104
	COPD	chronic obstructive pulmonary disease	慢性閉塞性肺疾患	66

	略語	正式単語	意味	ページ
D	**DSA**	digital subtraction angiography	デジタルサブトラクション血管造影	109
	DTI	deep tissue injury	深部組織損傷	41
E	**ECG**	electrocardiogram	心電図	81
	EMR	endoscopic mucosal resection	内視鏡的粘膜切除術	97
	ESD	endoscopic submucosal dissection	内視鏡的粘膜下層剥離術	97
	ESWL	extracorporeal shock wave lithotripsy	体外衝撃波結石破砕術	92
F	**FIM**	functional independence measure	機能的自立度評価法	48
H	**HAP**	hospital-acquired pneumonia	院内肺炎	64
	HDS-R	Revised-Hasegawa dementia scale	改訂長谷川式簡易知能評価スケール	113
	HOT	home oxygen therapy	在宅酸素療法	67
I	**IABP**	intraaortic balloon pumping	大動脈内バルーンパンピング法	80
	IADL	instrumental activities of daily living	手段的日常生活動作	48
	IC-PC	internal carotid-posterior communicating artery	内頸動脈・後交通動脈分岐部	108
L	**LAP-C**	laparoscopic cholecystectomy	腹腔鏡下胆嚢摘出術	92
M	**MCA**	middle cerebral artery	中大脳動脈	108
	MMSE	Mini-Mental State Examination	ミニメンタルステート検査	113
	MMT	manual muscle test	徒手筋力テスト	44
	MWST	modified water swallow test	改訂水飲みテスト	26

略語一覧　133

	略語	正式単語	意味	ページ
N	NHCAP	nursing and healthcare associated pneumonia	医療・介護関連肺炎	64
	PCI	percutaneous coronary intervention	経皮的冠状動脈インターベンション	77
P	PCPS	percutaneous cardiopulmonary support	経皮的心肺補助装置	80
	PEG	percutaneous endoscopic gastrostomy	経皮内視鏡的胃瘻造設術	23
	PEM	protein energy malnutrition	タンパク質・エネルギー低栄養状態	25
P	PET	positron emission tomography	ポジトロンエミッション断層撮影	86
	PPN	peripheral parenteral nutrition	末梢静脈栄養	22
	ROM	range of motion	関節可動域	42
R	rt-PA	recombinant tissue plasminogen activator	遺伝子組み換え組織プラスミノゲンアクチベータ	111
S	SAH	subarachnoid hemorrhage	クモ膜下出血	108
	SCU	stroke care unit	脳卒中センター	111
	TCD	transcranial doppler	経頭蓋超音波検査	109
T	t-PA	tissue plasminogen activator	組織プラスミノーゲンアクチベータ	77
	TPN	total parenteral nutrition	中心静脈栄養法	22
V	VATS	video assisted thoracic surgery	胸腔鏡下切除術	72
W	WFNS	World Federation of Neurosurgical Societies	世界脳神経外科連合	108

あ

- 悪性リンパ腫 117
- アテローム血栓性脳梗塞 110
- アルツハイマー型認知症 112
- アルツハイマー病 112

い

- 胃がん 86
- 痛みの軌跡 58
- 胃瘻 23
- インスリン製剤の種類 103

う

- 右心不全 78

え

- 栄養状態のアセスメント 19
- 栄養摂取量 21
- エリクソン 16
- 嚥下障害（誤嚥） 26
- エンドオブライフケア 60

か

- 介護医療院 9
- 介護予防のための生活機能評価 50
- 介護療養型医療施設 9
- 介護老人福祉施設 9
- 介護老人保健施設 9
- 改訂水飲みテスト 26
- 化学療法 124
- 加齢に伴う身体機能の変化 17
- 加齢に伴う薬物動態の変化 18

き

- 換気障害の分類 69
- 肝硬変 88
- 肝硬変の重症度分類 89
- 冠状動脈の分類 74
- 肝性脳症の重篤度 89
- 関節可動域 42
- 緩和ケア 60

き

- 基礎代謝量 19
- 急性骨髄性白血病 119
- 急性心筋梗塞 75
- 急性心不全 78
- 急性白血病 119
- 急性リンパ性白血病 119
- 胸腔ドレーンの管理 73
- 狭心症 75
- 虚血性心疾患 74

く

- クモ膜下出血 108
- グリーフケア 60
- クリーブランドクリニックの原則 99

け

- 経管栄養 22
- 経口血糖降下薬 103
- 血管性認知症 112

こ

- 高齢者が誤嚥を起こしやすい原因 26
- 高齢者総合的機能評価 50
- 高齢者の主な発達課題 16

高齢者の疾病の特徴 …………… 18	成人期の特徴 …………… 14
呼吸機能検査 …………… 69	前頭側頭葉変性症 …………… 113
骨粗鬆症 …………… 121	
骨盤底筋群体操 …………… 37	**た**
	ターミナルケア …………… 60
さ	大腿骨頸部／転子部骨折 …………… 122
再灌流療法 …………… 77	脱水 …………… 29
在宅酸素療法の適応基準 …………… 67	胆石症 …………… 91
匙状爪 …………… 38	
左心不全 …………… 78	**ち**
	チャイルド・ピュー分類 …………… 89
し	直腸がん …………… 93
術後合併症の出現時期のめやす …………… 55	
術後の観察ポイント …………… 54	**つ**
循環器系で行う検査 …………… 53	ツルゴール反応 …………… 38
障害老人の日常生活自立度（寝たきり度）	
判定基準 …………… 48	**て**
上大静脈症候群 …………… 71	低栄養 …………… 25
褥瘡の好発部位 …………… 39	転倒・転落 …………… 45
褥瘡の分類 …………… 41	—アセスメント・スコアシート
食欲不振 …………… 28	…………… 46
心エコー …………… 83	転倒リスクを増す薬剤 …………… 45
心原性脳塞栓症 …………… 110	
心臓核医学検査 …………… 83	**と**
心臓カテーテル検査 …………… 84	糖尿病 …………… 100
心電図検査 …………… 81	徒手筋力テスト …………… 44
心不全 …………… 78	ドレーンの排液のアセスメント …………… 55
す	**な**
推定エネルギー必要量 …………… 20	内視鏡検査・治療 …………… 96
水分のアセスメント …………… 21	内視鏡的粘膜下層剥離術 …………… 97
睡眠 …………… 52	内視鏡的粘膜切除術 …………… 97
睡眠障害 …………… 53	
ストーマ …………… 98	**に**
	日常生活動作 …………… 48
せ	尿失禁 …………… 37
成人期の主な社会資源 …………… 59	尿のアセスメント …………… 32

認知症 112

の

脳梗塞 110
脳出血(脳内出血) 106
脳卒中 106
脳ヘルニア 107

は

パーキンソン症候群 115
パーキンソン病 115
バーセル・インデックス 49
肺うっ血 78
肺炎 64
肺がん 70
肺水腫 78
廃用症候群 30
ハヴィガースト 16
ばち指 38
白血病 119
バレー徴候 44

ひ

皮膚 38
非ホジキンリンパ腫 117

ふ

ブリストル便性状スケール 31
ブレーデンスケール 40

へ

ベック 16
便のアセスメント 31
便秘 36

ほ

膀胱留置カテーテルの管理 33
放射線療法 123
ホジキンリンパ腫 117
ホルネル症候群 71

ま

慢性腎臓病 104
慢性心不全 78
慢性閉塞性肺疾患 66
慢性リンパ性白血病 119

む

ムーアの分類 56

よ

要介護認定の特徴 51

ら・り・れ・ろ

ラクナ梗塞 110
臨終時の身体的変化 61
レビー小体型認知症 113
老年期の特徴 16

欧文

Forrester 分類 79
ICF モデル 51
rt-PA 静注療法 111
WHO(世界保健機関)の3段階除痛ラダー
 61
WHO(世界保健機関)のがん性疼痛に対
 する鎮痛薬使用の5原則 61

成人・老年看護実習クイックノート

2018年 5 月 2 日　第 1 版第 1 刷発行	監　修	池西　靜江
2024年11月25日　第 1 版第 9 刷発行	著　者	森田　真帆
		伊藤　美栄
	発行者	森山　慶子
	発行所	株式会社　照林社

〒 112-0002
東京都文京区小石川 2 丁目 3-23
電　話　03-3815-4921（編集）
　　　　03-5689-7377（営業）
https://www.shorinsha.co.jp/
印刷所　大日本印刷株式会社

- ●本書に掲載された著作物（記事・写真・イラスト等）の翻訳・複写・転載・データベースへの取り込み、および送信に関する許諾権は、照林社が保有します。
- ●本書の無断複写は、著作権法上の例外を除き禁じられています。本書を複写される場合は、事前に許諾を受けてください。また、本書をスキャンして PDF 化するなどの電子化は、私的使用に限り著作権法上認められていますが、代行業者等の第三者による電子データ化および書籍化は、いかなる場合も認められていません。
- ●万一、落丁・乱丁などの不良品がございましたら、「制作部」あてにお送りください。送料小社負担にて良品とお取り替えいたします（制作部☎0120-87-1174）。

検印省略（定価はカバーに表示してあります）
ISBN978-4-7965-2428-5
©Shizue Ikenishi, Maho Morita, Mie Ito/2018/Printed in Japan

■バイタルサインのめやす

	最高血圧 (mmHg)	最低血圧 (mmHg)	呼吸数 (回/分)	脈拍数 (回/分)	腋窩温 (℃)
新生児	60～80	60	30～50	120～140	
乳児	80～90	60	30～40	110～130	36.5～37.5
幼児	90～100	60～65	20～30	90～110	
学童	100～110	60～70	18～20	80～100	
成人	110～130	60～80	16～18	60～90	36.0～37.0

● 体温→脈拍・呼吸→血圧の順番で測定する。

■正常な呼吸音

種類	吸気：呼気	特徴
気管音	1：2	高調な粗い呼気がよく聴取される
気管支肺胞音	1：1	肺胞音よりやや高い音質が聴取される
肺胞音	2：1	やわらかく低調な吸気がよく聴取される

■呼吸音の異常(副雑音)

	種類	特徴	疑われる疾患など
連続性 副雑音	高調性連続性 副雑音(笛声音)	● 高い、笛のような音 ● ピーピー	気管支喘息、腫瘍による気道の閉塞、COPD
	低調性連続性 副雑音(いびき音)	● 低い、いびきのような音 ● グーグー	気管支喘息、気道内分泌物の貯留、COPD
断続性 副雑音	細かい断続性 副雑音(捻髪音)	● 密で細かい ● パチパチ、チリチリ	肺線維症、肺炎初期、肺水腫初期
	粗い断続性 副雑音(水泡音)	● 散発的で粗い ● ブツ、ブツ	肺うっ血、気管支炎